□ 国家老年疾病临床医学研究中心（湘雅医院）
□ 国家重点研发计划主动健康和老龄化科技应对重点专项"医养结合支持解决方案研究
（2018YFC2002400）"项目组

U0325076

老年人

由国家多位权威老年健康专家执笔

健康科普手册

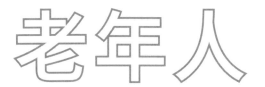

● **主编：胡建中 黄伟红**

荣誉主审：周宏灏 审稿：胡成平 倪江东 方厂云

湖南科学技术出版社

编者（以姓氏笔画为序）

中 南 大 学 湘 雅 医 院

王　超　方厂云　吕红斌　刘小伟　李　吉　李　芳　李　育　李　靖
杨　光　杨天伦　肖智林　吴　静　吴天定　吴辽芳　何白梅　余　婕
沈　璐　张　瑜　张姗姗　张晓梅　陈　琼　陈慧玲　罗小年　罗湘杭
周　娜　周巧玲　赵　爽　胡　宓　胡成平　胡建中　姜佳慧　祖雄兵
敖　翔　袁飞飞　高　悦　高武强　郭纪锋　黄　佳　黄伟红　谌　静
裴海平

中 南 大 学 公 共 卫 生 学 院

肖水源

中 国 人 民 解 放 军 总 医 院

王锦玲　刘玉春　苏晓静　杨　晶　周玉虹　孟俊华　黄　莉

武 汉 大 学 口 腔 医 学 院

范　兵

复 旦 大 学 华 山 医 院

曲志伟　李圣青　吴文育　郁金泰　罗心平　郭晓云

中 南 大 学 湘 雅 二 医 院

李　芸

首 都 医 科 大 学 宣 武 医 院

邢　怡　邵　静　魏　军

❤ 前 言

　　健康是保障老年人独立自主和参与社会的基础。推进健康老龄化是建设"健康中国"的重要任务，也是积极应对人口老龄化的长久之计。第7次人口普查数据显示，我国人口总数超14亿人，60岁及以上人口有2.6亿人，达人口总数的18.7%。并且60岁以上的人群中有大多数人患有一种以上慢性疾病，老年人多病共存与多重用药的现象普遍存在。

　　面对老龄化的严峻挑战，亟须开拓一条中国特色的健康老龄化路径。党中央、国务院高度重视老年健康工作，《"健康中国2030"规划纲要》提出，到2020年居民健康素养水平达到20%。健康素养监测数据显示，我国老年人群的健康素养水平还有很大的提升空间。健康教育，包括卫生保健知识的宣贯、疾病知识的普及、科学文明健康的生活方式培养，运用这些科学知识维护和促进自身健康，是提高老年人群健康素养的一个重要方式。目前，我国健康教育存在系统化健康宣教资源不足、个性化精准智能宣教机制欠完善、基层健康教育形式单一、偏远地区健康科普落地困难等问题，广大老年群体对重大系统常见慢性病和症状的识别与应对急需在健康教育领域进行拓展。同时，全面普及健康促进与教育，也是医疗改革的一项重要工作，有助于推动医疗服务模式从以治病为中心向以健康为中心转变，从注重疾病诊疗向预防为主、防治结合转变。

为响应国家"积极老龄化"政策，在湖南省卫生健康委员会和湖南省教育厅的支持下，"移动医疗"教育部－中国移动联合实验室、国家老年疾病临床医学研究中心（湘雅医院）组织全国老年性疾病医疗领域的知名专家，针对呼吸系统、心血管系统、消化系统、神经系统、内分泌系统、泌尿生殖系统、骨关节运动系统、眼耳鼻喉及口腔、精神卫生、皮肤系统、健康锻炼、用药安全等领域，围绕老年人的40余种常见疾病、120余种常见症状的识别、预防、照护、急救等内容，共同著写了《老年人健康科普手册》，以期提高老年人的慢性病自我管理、自我调控的能力，努力营造有利于老年健康的社会支持和生活环境，以延长健康预期寿命，维护老年人的健康功能，提高老年人的健康水平，推进健康老龄化、"积极老龄化"，使老年人及其家庭能够享有更高的生活质量，促进代际关系的和谐，实现老龄化背景下的可持续发展。

编委会

2021 年 9 月 16 日

目 录
contents

1　呼吸系统常见疾病

肺炎 \ 2

　　一、什么是肺炎 \ 2

　　二、得了肺炎怎么办 \ 3

　　三、关于肺炎的几个问题 \ 5

慢性阻塞性肺疾病 \ 6

　　一、什么是慢性阻塞性肺疾病 \ 6

　　二、得了慢性阻塞性肺疾病怎么办 \ 6

　　三、关于慢性阻塞性肺疾病的几个问题 \ 8

肺癌 \ 9

　　一、什么是肺癌 \ 9

　　二、得了肺癌怎么办 \ 10

　　三、关于肺癌的几个问题 \ 11

2　心血管系统常见疾病

原发性高血压 \ 14

一、什么是原发性高血压 \ 14

二、得了原发性高血压怎么办 \ 16

冠心病 \ 20

一、什么是冠心病 \ 20

二、得了冠心病怎么办 \ 22

心力衰竭 \ 25

一、什么是心力衰竭 \ 25

二、得了心力衰竭如何自我管理 \ 27

3　消化系统常见疾病

胃癌 \ 32

一、什么是胃癌 \ 32

二、得了胃癌怎么办 \ 33

三、关于胃癌的几个问题 \ 34

大肠癌 \ 36

一、什么是大肠癌 \ 36

二、得了大肠癌怎么办 \ 38

三、关于大肠癌的几个问题 \ 39

胃食管反流病 \ 41

一、什么是胃食管反流病 \ 41

二、得了胃食管反流病怎么办 \ 42

三、关于胃食管反流病的几个问题 \ 43

消化性溃疡 \ 45

一、什么是消化性溃疡 \ 45

二、得了消化性溃疡怎么办 \ 46

三、关于消化性溃疡的几个问题 \ 48

4　神经系统常见疾病

阿尔茨海默病 \ 52

一、什么是阿尔茨海默病 \ 52

二、得了阿尔茨海默病怎么做 \ 53

三、关于阿尔茨海默病的几个问题 \ 59

帕金森病 \ 59

一、什么是帕金森病 \ 59

二、得了帕金森病怎么办 \ 62

三、关于帕金森病的几个问题 \ 63

癫痫 \ 64

一、什么是癫痫 \ 64

二、得了癫痫怎么办 \ 65

三、关于癫痫的几个问题 \ 67

脑卒中 \ 68

一、什么是脑卒中 \ 68

二、得了脑卒中怎么办 \ 69

三、关于脑卒中的几个问题 \ 72

5　内分泌系统常见疾病

糖尿病 \ 76

一、什么是糖尿病 \ 76

二、得了糖尿病怎么办 \ 77

三、关于糖尿病的几个问题 \ 83

骨质疏松症 \ 86

一、什么是骨质疏松症 \ 86

二、得了骨质疏松症怎么办 \ 87

三、关于骨质疏松症的几个问题 \ 88

肥胖症 \ 90

一、什么是肥胖症 \ 90

二、得了肥胖症怎么办 \ 92

三、关于肥胖症的几个问题 \ 93

6　泌尿生殖系统常见疾病

前列腺增生 \ 96

一、什么是前列腺增生 \ 96

二、得了前列腺增生怎么办 \ 99

三、关于前列腺增生的几个问题 \ 100

压力性尿失禁 \ 101

一、什么是压力性尿失禁 \ 101

二、得了压力性尿失禁怎么办 \ 103

三、关于压力性尿失禁的几个问题 \ 105

膀胱癌 \ 106

一、什么是膀胱癌 \ 106

二、得了膀胱癌怎么办 \ 108

三、关于膀胱癌的几个问题 \ 109

慢性肾脏病 \ 110

一、什么是慢性肾脏病 \ 110

二、得了慢性肾脏病怎么办 \ 112

三、关于慢性肾脏病的几个问题 \ 114

宫颈癌 \ 115

一、什么是宫颈癌 \ 115

二、得了宫颈癌怎么办 \ 116

三、关于宫颈癌的几个问题 \ 118

7　骨关节运动系统常见疾病

膝骨关节炎 \ 122

一、什么是膝骨关节炎 \ 122

二、得了膝骨关节炎怎么办 \ 125

三、关于膝骨关节炎的几个问题 \ 127

老年人脆性骨折 \ 129

一、什么是脆性骨折 \ 129

二、得了脆性骨折怎么办 \ 131

三、老年人脆性骨折的常见类型 \ 133

颈椎病 \ 136

一、什么是颈椎病 \ 136

二、得了颈椎病怎么办 \ 138

三、关于颈椎病的几个问题 \ 139

腰椎间盘突出症 \ 141

一、什么是腰椎间盘突出症 \ 141

二、得了腰椎间盘突出症怎么办 \ 143

三、关于腰椎间盘突出症的几个问题 \ 146

腰痛 \ 147

　　一、什么是腰痛 \ 147

　　二、发生腰痛怎么办 \ 150

8　　眼耳鼻喉及口腔常见疾病

牙周炎 \ 156

　　一、什么是牙周炎 \ 156

　　二、得了牙周炎怎么办 \ 157

　　三、关于牙周炎的几个问题 \ 159

老年性黄斑变性 \ 160

　　一、什么是老年性黄斑变性 \ 160

　　二、得了老年性黄斑变性怎么办 \ 161

　　三、关于老年性黄斑变性的几个问题 \ 162

老年性白内障 \ 163

　　一、什么是老年性白内障 \ 163

　　二、得了老年性白内障怎么办 \ 165

　　三、关于老年性白内障的几个问题 \ 165

9　常见精神类疾病

抑郁障碍 \ 168

一、什么是抑郁障碍 \ 168

二、抑郁障碍如何预防和处理 \ 170

三、关于抑郁障碍的几个问题 \ 172

酒精依赖 \ 173

一、什么是酒精依赖 \ 174

二、如何预防和应对酒精依赖 \ 176

三、关于酒精依赖常见的几个问题 \ 177

老年人睡眠障碍 \ 178

一、什么是睡眠障碍 \ 178

二、得了睡眠障碍怎么办 \ 180

三、关于睡眠障碍的几个问题 \ 181

老年精神病性障碍 \ 183

一、什么是精神病性障碍 \ 183

二、精神病性障碍如何预防和治疗 \ 185

10　皮肤系统常见疾病

湿疹 \ 188

一、什么是湿疹 \ 188

二、得了湿疹怎么办 \ 189

脂溢性角化病 \ 191

一、什么是脂溢性角化病 \ 191

二、得了脂溢性角化病怎么办 \ 193

老年瘙痒症 \ 193

一、什么是老年瘙痒症 \ 193

二、得了老年瘙痒症怎么办 \ 194

11 老年人健康锻炼

老年人生理特点 \ 198

一、老年人的生理特点是什么 \ 198

二、老年人体能下降的主要标志是什么 \ 201

老年人健康锻炼 \ 202

一、老年人健康锻炼的原则是什么 \ 202

二、老年人健康锻炼的方法有哪些 \ 205

三、哪些是老年人不宜参加的活动 \ 209

12 老年人用药注意事项

一、老年人用药易发生不良反应的原因 \ 212

二、老年人用药有哪些注意事项 \ 212

关键词索引 \ 215

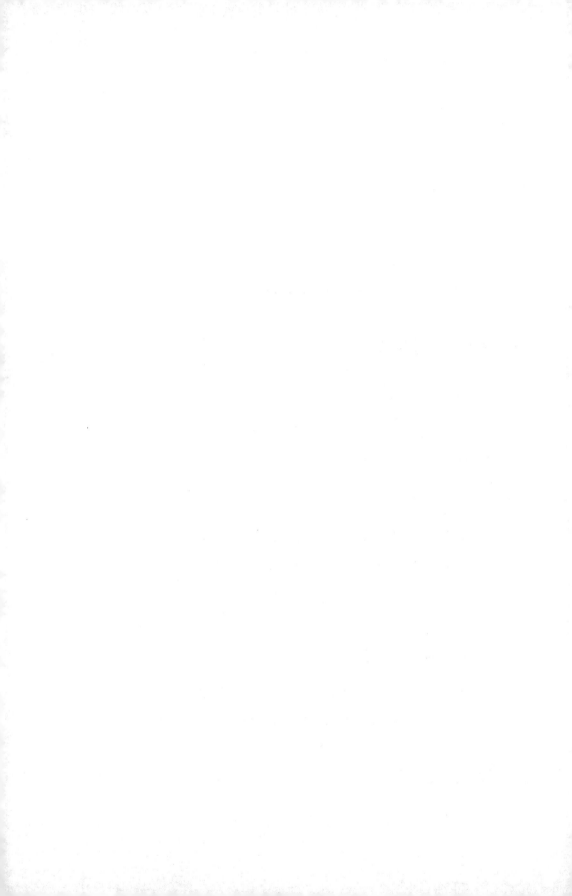

呼吸系统常见疾病

老年人健康科普手册

肺炎

关键词：发热；咳嗽；咳痰；气促

一、什么是肺炎

1.定义

肺炎是指终末气道、肺泡和肺间质的炎症，可由细菌、病毒、非典型病原体和真菌等病原微生物、理化因素、免疫损伤、过敏以及药物所致。其中细菌性肺炎是最常见的肺炎，也是最常见的感染性疾病之一。肺炎在老年人群中发病率高。由于老年人肺炎起病隐匿，临床症状不典型，肺功能基础较差，合并慢性基础疾病较多，故易误诊为其他疾病或原有基础疾病的加重，因此容易延误治疗。老年肺炎患者并发症多，病死率高，在因肺炎致死的患者中大多数为高龄老年人，而且年龄越大病死率越高，有数据统计显示在临床上有超过 50% 的老年人因各种原因引起的肺炎去世。

2.表现

老年人肺炎起病往往隐匿，早期可无明显发热、咳嗽、咳痰等肺炎常见症状，反而以食欲不振、恶心、腹泻等消化系统症状和意识改变等神经系统症状为主要表现，或引起其他基础疾病的加重，如心力衰竭等。老年人肺炎出现呼吸道症状时，常表现为发热、咳嗽、咳痰、气促，有研究表明 70% 的老年人肺炎患者存在呼吸急促。但由于老年人肺炎的病情发展迅速、变化

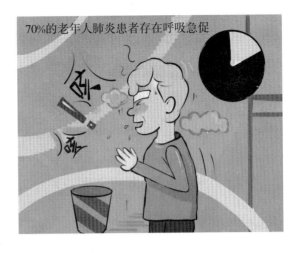

快，因此需要早就医、早诊断、早治疗，否则这种延误往往是致命的。

二、得了肺炎怎么办

1. 健康指导

（1）发热患者要卧床休息，体温＞38℃时，应及时去医院就诊，退热后可以适当地活动。

（2）居住环境要清洁、舒适、适当通风，保持室内空气新鲜。

（3）饮食方面应选择高蛋白、高维生素、高热量、易消化的流质或半流质饮食，如牛奶、蛋羹类、软面条、米粥等，忌食生冷的食物。多饮水，以补充发热出汗和呼吸急促所丢失的水分，并利于痰液排出。

（4）当患者出现持续发热、咳嗽和咳痰症状加重，伴或

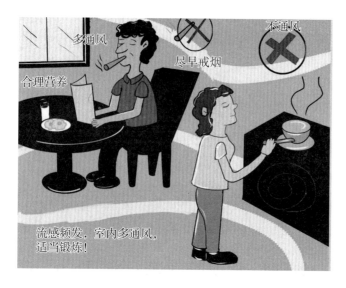

不伴有明显的气促、呼吸困难、乏力、胸痛等症状，应立即到医院就诊，以免延误治疗时机。

（5）痰较多且难以咳出者，可以多拍背促进痰液排出，每2～4小时进行有效咳嗽1次。有效咳嗽的方法：进行5～6次深而慢的呼吸，接着深吸一口气，屏气3～5秒，继而缩唇（噘嘴），缓慢地用嘴把气呼出，再深吸一口气屏气3～5秒，身体前倾，进行短促且有力的咳嗽。

2. 如何预防

（1）适当锻炼，增强体质，在身体状况允许的情况下进行有氧运动，避免劳累，还可以学习呼吸操来锻炼呼吸功能。

（2）尽早戒烟，室内多通风，流感高发季节减少出入人口密集区域，出门戴好口罩，避免受凉、感冒。

（3）合理营养，优质蛋白饮食，保证维生素的摄入。

（4）加强口腔护理，锻炼吞咽功能，避免吞咽食物时呛入肺内引起吸入性肺炎。

（5）积极控制、治疗自身的慢性基础疾病，合理用药，遵医嘱按时服药。

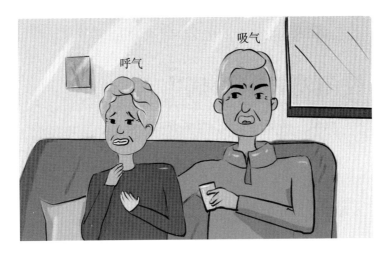

（6）高危人群应酌情接种流感疫苗、新冠肺炎疫苗和肺炎链球菌疫苗。

三、关于肺炎的几个问题

1. 流感疫苗、新冠肺炎疫苗和肺炎链球菌疫苗的接种时间是什么时候？

接种流感疫苗的最佳时机是在每年的流感季节开始前，大概 9～10 月份是最佳接种时机，流感季节开始后接种也有预防效果。在新冠肺炎全球流行期间应积极接种新冠肺炎疫苗。接种肺炎链球菌疫苗可以在全年任何时间接种，也可以与流感疫苗同时接种，肺炎链球菌疫苗接种后的保护期限一般为 5 年。

2. 老年人肺炎会反复发生吗？

肺炎虽然可以治愈，但如若不注意合理预防，容易再次发生。因此要注意日常护理和增强体质。

慢性阻塞性肺疾病

关键词：咳嗽；咳痰；气短；呼吸困难

一、什么是慢性阻塞性肺疾病

1. 定义

慢性阻塞性肺疾病（简称慢阻肺）通常与暴露在有害气体或颗粒的环境中有关，是一种常见的、可以预防和治疗的肺部疾病。其特征是持续存在的呼吸系统的症状和气流受限，随着病情的进展，患者的肺功能逐渐下降，从而影响体力劳动，甚至生活质量。

2. 表现

慢阻肺的患者起病缓慢，病程较长，当患者有长期咳嗽、咳痰史和（或）以上提到的慢阻肺危险因素接触史时，应至医院就诊，完善相关检验检查后方能诊断是否患有慢阻肺。

二、得了慢性阻塞性肺疾病怎么办

1. 健康指导

（1）尽快戒烟和脱离污染环境，这是延缓慢阻肺进展的最有效的措施。

（2）合理营养，少食多餐，避免辛辣刺激及产气食物。

（3）避免劳累，注意防寒保暖，预防感冒。

（4）适当运动，增强体质，锻炼呼吸功能。可采用缩唇呼吸、腹式呼吸、肢体运动训练及呼吸操等方式进行呼吸功能锻炼。

（5）可以接种流感疫苗和肺炎链球菌疫苗预防感染。

（6）对于慢阻肺并发慢性呼吸衰竭的患者，长期家庭氧疗可以提高生活质量及生存率。

（7）当慢阻肺患者出现症状加重（即处于急性加重期）时，应该立刻就医，根据病情合理用药、个体化用药，遵医嘱使用支气管扩张药、糖皮质激素、抗生素及呼吸支持等治疗。

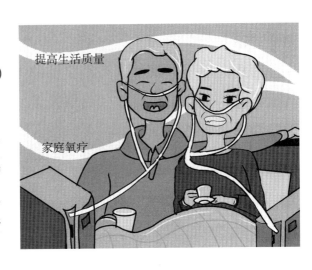

（8）慢阻肺稳定期患者需要每3～6个月去医院定期随访和评估病情变化，在医生指导下合理使用吸入剂治疗。

2. 如何预防

要预防慢阻肺首先得了解慢阻肺发病的病因。其中，吸烟是慢阻肺最重要的发病因素，研究显示，慢阻肺患者中

80%～90% 由吸烟引起。环境污染（如空气中的 PM2.5）、职业性暴露（包括采矿、水泥粉尘）和在通风不佳的房间里做饭、燃烧木柴都与慢阻肺的发生发展有关。对于老年人来说，呼吸道感染是导致慢阻肺发病和急性加重的另一个重要因素。

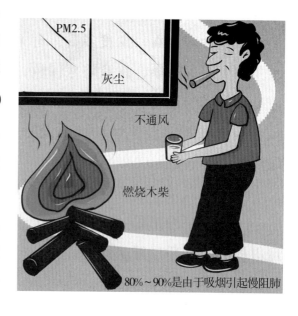

因此，尽早戒烟是预防慢阻肺的关键，同时也要注意在空气质量差的天气出行时佩戴口罩，做好职业防护，避免在通风差的房间里做饭等。

三、关于慢性阻塞性肺疾病的几个问题

1. 家庭氧疗是什么？吸氧会有依赖性吗？

家庭氧疗是稳定期的慢阻肺患者合并低氧血症的一种治疗方式，建议采用低流量吸氧 1～2 L/min，氧浓度 25%～29%，以避免二氧化碳的潴留。每天需要低流量吸氧 ≥ 15 小时，使机体血液内的动脉血氧饱和度升高，从而明显改善患者的活动能力，提高生活质量。吸氧只是改善机体和组织的缺氧状态，

并不会产生依赖性。

2. 慢阻肺的危害有哪些?

慢阻肺不仅损伤肺组织,导致呼吸系统症状,还可以引起骨质疏松、心脏疾病以及其他器官的损害,从而影响患者整体健康状况。此外,慢阻肺急性加重期病死率较高,严重影响了患者的身心健康。

肺癌

关键词:咳嗽;咯血;消瘦;胸痛

一、什么是肺癌

1. 定义

肺癌是肺部原发性恶性肿瘤的一类统称,与吸烟密切相关,根据不同的病理组织类型分为非小细胞肺癌(包括腺癌、鳞癌等)以及小细胞肺癌,其中非小细胞肺癌约占肺癌总发病率的85%。根据我国2020年最新调查显示,肺癌为我国癌症新发病例之首,也是病死人数最多的癌种。

2. 表现

肺癌的临床症状与肿瘤大小、类型、发展阶段、发生部位、有无并发症和是否转移密切相关。早期可以无症状或表现为久治不愈的刺激性干咳，短期持续或反复痰中带血、咯血，伴有不明原因的消瘦。当出现以上症状时，一定要提高警惕，及时就医，早期诊断。

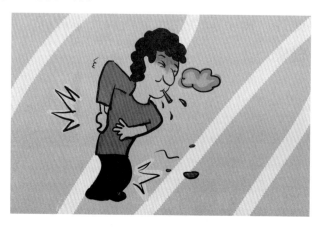

二、得了肺癌怎么办

1. 健康指导

（1）保证充足睡眠，合理营养饮食，养成良好的生活习惯，适当运动，提高免疫力，避免出入公共场所，外出戴口罩。放化疗期间注意休息，病情较重者要卧床。

（2）按时服药，定期复查，按时返院治疗。

（3）保持积极乐观的心态，多交流学习疾病及治疗的相关知识，增强战胜疾病的信心，积极配合治疗。

2. 如何预防

（1）戒烟：提倡戒烟，这是预防肺癌最有效的方法，也是最经济的手段。戒烟越早，患肺癌的危险性就越低，研究表明，肺癌90%因吸烟引起。同时要避免吸二手烟，远离吸烟环境。

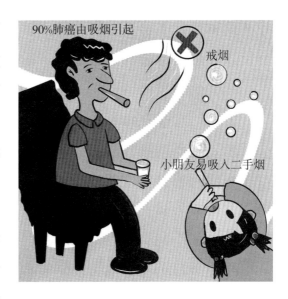

（2）远离致癌物质：某些职业容易接触致癌物质，如开采放射性矿石、石棉或与化工类物质接触等。因此，相关职业工作者应采取有效防护措施，改善工作环境，尽量避免或减少与致癌因子的接触。

（3）保持生活规律，合理饮食，适度锻炼，增强自身抵抗力。少吃或不吃熏肉、烧烤、隔夜食物，避免吃霉变食物（特别是霉花生、霉玉米等）。

（4）高危人群每年做低剂量胸部CT扫描，做到早发现、早诊断、早治疗。

三、关于肺癌的几个问题

1. 早中期肺癌要化疗吗？

一般早中期肺癌可以首选行手术切除治疗，再根据患者的病理组织分型和分期，合理选择术后的综合治疗方式。化疗治疗（简称化疗）会充分考虑患者疾病分期、自身情况、药物不良反应及患者意愿后，根据患者的具体情况进行个体化治疗。

2. 什么是靶向治疗？

靶向治疗是在细胞分子水平上，针对肺癌驱动基因进行靶向阻断，从而达到抑制肿瘤生长甚至使肿瘤消退的目的。目前口服靶向药物治疗主要应用于局部晚期和转移性非小细胞肺癌患者，可显著延长患者的生存期。

3. 什么是肺癌免疫治疗？

肺癌免疫治疗是通过激活我们自身的免疫系统来增强抗肿瘤能力，简单来说，就是通过药物"唤醒"自身的免疫系统攻击肿瘤细胞。临床研究数据显示晚期肺癌患者的 5 年总生存率得到极大提高，尤其是 PD-L1 高表达的患者 5 年总生存率超过 30%。目前肺癌免疫治疗广泛用于临床，对于大多数不能进行靶向治疗的晚期非小细胞肺癌患者，根据 PD-L1 表达水平，免疫治疗或免疫治疗联合化疗通常是首选的初始治疗。

4. 微浸润肺腺癌的生存率高吗？

多项研究显示，微浸润肺腺癌的预后相当好，若接受完全手术切除，其术后 5 年生存率接近 100%，且基本无复发，术后不需要其他辅助治疗，因此病理诊断微小浸润性肺腺癌的意义重大。

心血管系统常见疾病

老年人健康科普手册

原发性高血压

关键词：电子血压计；头晕；头痛；疲劳；低盐

一、什么是原发性高血压

1. 定义

原发性高血压，是一个随年龄增长而发病率升高的疾病。病因尚未明确，以动脉压升高为主要特征，同时伴有心、脑、肾、血管等靶器官功能或器质性损害以及代谢改变的全身性疾病。在未使用降压药的情况下，非同日 3 次测量（测量上臂血压）所得的平均值为依据，收缩压 ≥ 140 mmHg 和（或）舒张压 ≥ 90 mmHg 考虑为高血压。

高血压包括 3 种情况：

（1）收缩压 ≥ 140 mmHg，且舒张压 ≥ 90 mmHg。

（2）收缩压 ≥ 140 mmHg，且舒张压 < 90 mmHg。

（3）收缩压 < 140 mmHg，且舒张压 ≥ 90 mmHg。

既往有高血压史，现正在服用降压药，虽血压 < 140/90 mmHg，仍可诊断为高血压。

2. 表现

大多数高血压的老年人在血压升高早期仅有轻微的自觉症

状，如头痛、头晕、失眠、耳鸣、烦躁、工作和学习精力不易集中、易疲劳等，部分老年人症状不明显。随着病情进展，血压持续升高时可导致心、脑、肾、血管等靶器官受损的表现。

（1）当出现心慌、气促、胸闷、心前区疼痛时表明心脏已受累。

（2）出现尿频、多尿、夜尿增多、尿液清淡时表明肾脏受累。

（3）突然出现神志不清、呼吸深沉不规则、大小便失禁等提示可能发生脑出血。

（4）如果是逐渐出现一侧肢体活动不利、麻木甚至麻痹时，应当怀疑是否有脑血栓的形成。

部分高血压老年患者在情绪剧烈波动、过度疲劳等诱因的作用下，血压可突然显著升高而发生高血压急症，包括脑卒中、心肌梗死、心力衰竭、肾衰竭等，甚至危及生命。

3. 危害

高血压是心脑血管疾病的重要危险因素，由于高血压会加快动脉硬化的进展，持续的血压升高会造成心、脑、肾、全身血管损害，最常见的如脑卒中、心肌梗死、心力衰竭、肾衰竭、主动脉夹层等。

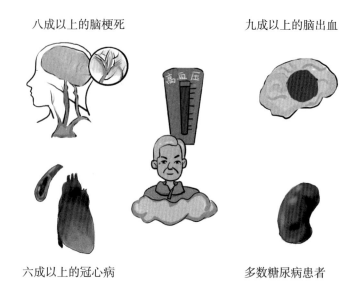

八成以上的脑梗死　　　　　　　　九成以上的脑出血

六成以上的冠心病　　　　　　　　多数糖尿病患者

二、得了原发性高血压怎么办

1. 如何治疗

（1）药物治疗：原发性高血压一经确诊，必须严格遵医嘱按时按量服用药物，并定时监测血压。血压会出现波动，治疗方案也不是一成不变，要定期随访，根据病情变化调整方案。有些患者服药后血压降至正常，就认为高血压已治愈，而自行停药，这是错误的行为，高血压不能治愈，只能通过综合治疗被控制，这就需要长期甚至终身服用降压药。

（2）生活方式的改变，同样可以降低血压，也是高血压的治疗方法之一。

·低盐饮食：高血压的老年人每人每天摄入食盐的量不超过 6 g（6 g 相当于矿泉水瓶盖的半瓶盖，或啤酒瓶盖去掉瓶盖内垫片后的一瓶盖）。
但要注意补充钾，含钾
较高的食物有绿叶蔬
菜、鲜奶、香蕉、豆制
品等。

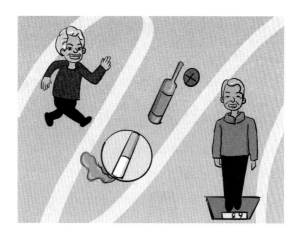

·控制血脂：必须
少吃动物类和动物性脂
肪食品以及含胆固醇高
的食品，每天烹调油用量 < 25 g（相当于 2.5 汤匙），每天食
用 400 ~ 500 g 新鲜蔬菜，1 ~ 2 个水果。化验指标中，低密度
脂蛋白（LDL）至少应小于 2.6 mmol/L。

·控制体重：超重或肥胖的老年人需通过减少主食量和运
动达到减轻体重的目的，以每月减少 0.5 ~ 1 kg 为宜。为避免
发生头昏眼花和四肢无力等不适，可以增加优质蛋白质的摄
入，并且多摄入蔬菜和水果，以补充无机盐和维生素，从而减
轻饥饿感。

·适度运动：根据自身体力耐受情况进行适当的运动，运
动类型包括有氧运动、抗阻运动、柔韧性运动、平衡功能锻炼
等。需注意的是：运动最好选择在下午或傍晚进行，因为大多
数有高血压的老年人在清晨时血压常处于较高水平，清晨也是
心脑血管事件高发时段。此外，正式运动前后应进行热身运动
及放松运动 5 ~ 10 分钟，避免突然剧烈运动，以不疲劳为标准。

·戒烟、限酒：有高血压的老年人需戒烟，不宜饮酒。如

饮酒建议少量，葡萄酒< 100 mL，或啤酒< 250 mL，或白酒< 50 mL。

·正确认识疾病，保持心理平衡：部分老年人认为患了高血压不仅是终身疾病，而且还会患心脑血管疾病，于是，久而久之产生了焦虑恐惧心理，对自己血压过分关注，测血压过频，频繁调整降压药剂量将不利于血压控制。可通过与医护人员、家人、朋友及病友等沟通交流，正确认识高血压，积极治疗的同时，无须过分关注血压数值。鼓励老人参加感兴趣的活动来预防和缓解精神压力，避免情绪激动，必要时可寻求专业心理辅导或治疗。

2. 学会监测血压情况

（1）血压测量的时间与频次：血压测量是评估血压水平、观察降压疗效的主要手段。通常居家可以使用经过校验的上臂式电子血压计，必要时可遵医嘱行动态血压监测。未来可通过无线通信与互联网为基础的远程控制系统实现血压的实时、数字化监测。

·测量时间与频次：建议每天早晨和晚上测量血压，早晨测量定在起床后 1 小时内、排空小便后、进早餐和服降压药前，晚上测量定在睡觉前。每次测 2~3 遍，取平均值；血压控制平稳者，可每周定 1 天测量血压。对初诊高血压或血压不稳定者，建议连续家庭测量血压 7 天（至少 3 天），每天早、晚各一次，每次测量 2~3 遍。

·记录：应记录每次测量血压的日期、时间以及所有血压读数、服药情况、自觉症状等。而不是只记录平均值，应尽可能向医生提供完整的血压记录。

·对于精神高度紧张的患者，不建议自测血压。

（2）测量血压的方法：电子血压计。

·测量血压时可取坐位或者平卧位，保持精神和肌肉处于放松状态，测量时不要说话，更不要运动。

·测血压前，受试者应至少坐位安静休息 5 分钟，排空膀胱。30 分钟内禁止吸烟或喝咖啡，剧烈活动或者进餐至少 15～30 分钟后再测量血压。

·臂带中心应和心脏处于同一水平，测量时裸露手臂，如果穿有较厚的上衣，不要卷袖，应将上衣脱去，仅穿贴身薄衣进行测量，臂带放置平展，松紧度以插入一指为宜，臂带下方距肘关节 2～3 cm。

·两次测量间隔时间不少于 1 分钟，取 2 次平均值记录（或者记录 2 次的数值）。如果收缩压和舒张压两者或者其中之一相差 5 mmHg，需再测量 1 次，取平均值（或者记录每次的数值），每次测量的部位、体位、血压计要固定。

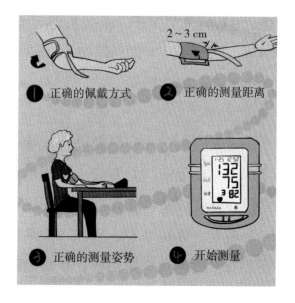

冠心病

关键词：胸闷；胸痛；呼吸困难；硝酸甘油

一、什么是冠心病

1. 定义

冠心病是冠状动脉粥样硬化性心脏病的简称，冠心病是指冠状动脉（为心脏提供营养的动脉血管）发生粥样硬化引起血管狭窄或闭塞，或冠状动脉痉挛，造成冠状动脉循环障碍，引起心肌缺血、缺氧，甚至坏死的一种心脏疾病。

确诊冠心病需根据临床表现，结合检查结果，如心电图检查（包括普通心电图、心电图运动试验、24小时动态心电图）、CT血管成像（CTA）、超声心动图等，特别是冠状动脉造影是冠心病诊断的金指标。

2. 表现

（1）很多冠心病患者没有症状。

（2）典型症状是胸痛，多为情绪激动或者劳累后出现胸骨后或心前区绞痛、压榨痛或憋闷感，可放射至左肩、臂、小指和无名指，伴有恶心、出汗、心跳加快。

（3）感觉到心律不齐，或是出现不明原因的心跳过快，或

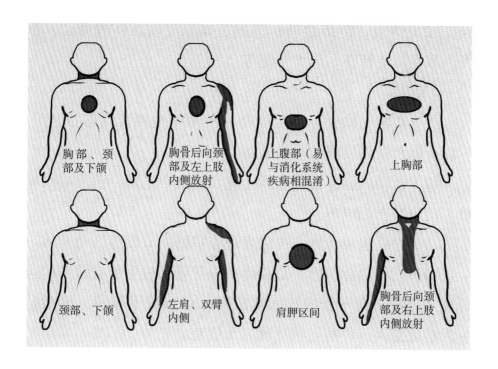

胸部、颈部及下颌

胸骨后向颈部及左上肢内侧放射

上腹部（易与消化系统疾病相混淆）

上胸部

颈部、下颌

左肩、双臂内侧

肩胛区间

胸骨后向颈部及右上肢内侧放射

是心跳过缓。

（4）部分患者症状不典型，表现为头痛、颈部疼痛、牙痛、背痛等，容易被误诊。

（5）有些表现为晚上睡觉时喜欢枕高枕头，因为枕低矮的枕头会出现胸闷、憋气、气喘的感觉，或在入睡后、平卧床上突发胸痛、心悸、呼吸困难、咳嗽，需要坐起来才能缓解。

3. 原因

（1）病因：冠状动脉粥样硬化、血管内斑块形成，导致冠状动脉血管狭窄、堵塞，当劳累、激动、心力衰竭等导致冠状动脉供血不能满足心肌耗氧量，从而出现心肌缺血的胸闷、胸痛等症状。

（2）诱因：情绪激动、劳累、血压波动、体力劳动、饱餐、寒冷、受惊吓、用力排便等。

4.诊断

（1）心电图检查：包括常规 12 导联心电图及动态心电图，后者有助于发现夜间的心肌缺血。

（2）运动试验：在跑步机上跑步检查心电图，诱发心肌缺血，记录缺血心电图。

（3）心脏超声检查：可以发现心室壁的节段性活动异常。

（4）冠状动脉造影：是指将一根导管通过手臂或腿部的血管插入心脏，向导管内注入显影剂，在 X 线下显影，诊断是否为心脏提供营养的冠状动脉有无病变。

二、得了冠心病怎么办

1.如何治疗

（1）"ABCDE"标准方案治疗："A"包括抗血小板药物（阿司匹林等）、血管紧张素转换酶（ACEI）类降压药；"B"是指美托洛尔（倍他乐克）片及控制血压在 130/80 mmHg 以内；"C"是指戒烟及使用他汀类降血脂药；"D"是指控制糖尿病，使血糖在 7.0 mmol/L 以下，清淡饮食；"E"是指适度运动锻炼，每天 40 分钟左右。其中，根据医生的医嘱服用抗凝、调脂、稳定斑块的药物也很重要。

（2）血管重建治疗：对于冠心病严重的患者需要进行血管

重建治疗，主要的方式包括支架植入术和冠状动脉搭桥术。

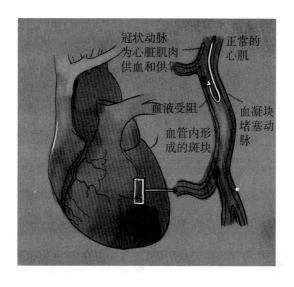

（3）生活方式的改变：对于冠心病患者而言，无论是否进行血管重建和（或）药物治疗都需要通过改变生活和行为方式降低心血管事件发生率。主要包括：拒绝"四高"（高血压、高血脂、高血糖、高体重）；戒烟限酒；避免摄入过多盐和糖；减少脂肪和胆固醇的摄入；多食水果、蔬菜、全谷类、豆类和坚果；根据身体情况和心功能状态决定运动的方式，建议中、老年人进行稍快速的步行，每天共计约 1 小时，可分次进行，或者进行体操、太极拳、广场舞等锻炼。

2. 如何急救

冠心病急性发作时，可出现胸闷、胸痛、大汗淋漓，甚至突发心跳呼吸骤停等症状。遇到这种情况，家属该怎么做呢？

（1）停止一切活动，原地休息，最好采取坐位，其次平卧位，避免情绪激动等诱因。

（2）保持呼吸通畅，开窗通风，有条件可吸氧。

（3）一旦发作心绞痛，立即舌下含服硝酸甘油 1 片，1~2 分钟内起效，服药后 5 分钟仍不能缓解，可再含服 1 片，不宜超过 3 次。症状缓解后，改变体位需谨慎，以免诱发"直立性低血压"。收缩压低于 90 mmHg 时禁用。家庭需要常备硝酸甘油，该药有效期为 1 年，需存放在 20℃以下的地方，且避光保存；开封后 6 个月未使用完的药物需要重新更换。也可以使用中成药麝香保心丸、速效救心丸等。

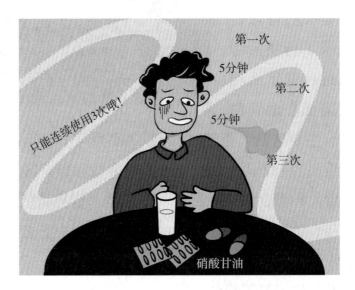

（4）如果含服硝酸甘油无效，可能为急性心肌梗死，需要到有冠脉介入治疗资质的医院就诊或者尽快拨打"120"急救电话。尽快到医院做心电图、查心肌酶等。

（5）如果出现意识丧失，心跳、呼吸停止，立即进行心肺复苏，胸外心脏按压的频率为 100 ～ 120 次 /min，按压深度 5 ～ 6 cm；同时，叫他人拨打"120"，告知具体情况。

心力衰竭

关键词：呼吸困难；水肿；乏力；腹胀

一、什么是心力衰竭

1. 定义

心力衰竭（简称心衰）是指各种心脏疾病使心脏丧失正常泵血能力，不能将血液输送到全身满足我们生命活动需要的一种临床综合征，它是各种病因所致心脏病的终末阶段。分为左心衰竭、右心衰竭和全心衰竭。

心衰患病率高，5 年存活率与恶性肿瘤相仿，由于心脏不能有效工作，使患者丧失了劳动能力、反复住院、严重影响生活质量，并大量消耗社会财富。

2. 表现

心力衰竭主要表现为：

（1）呼吸困难、夜间憋醒。

（2）下肢水肿。

（3）乏力、疲惫。

（4）胸闷、心慌、气短。

（5）活动耐量下降。

（6）腹胀、食欲不振。

如果您有以下情形，请尽快去医院就诊：

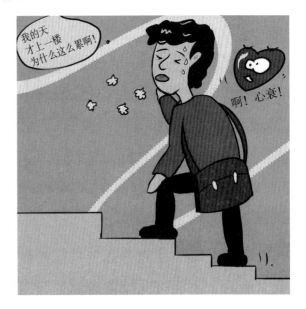

·呼吸困难、体力明显下降、稍微活动即气喘、乏力明显。

·常因憋气而醒来，需要枕更多枕头才能入睡。

·持续的心跳加快。

·胸闷、心慌。

·体重迅速增加、尿量少、下肢水肿。

·食欲不振或腹胀。

·咳嗽，尤其是平躺后加重。

如果患者有以上心力衰竭的表现需尽快就医。

3. 急性心力衰竭的诱发因素

绝大多数心衰的基本病因不能根除，而避免诱因、防止急性发作十分重要。

主要诱因有：严重感染（如呼吸道感染尤其是肺炎和败血症）、慢性心衰药物治疗不当、劳累、情绪激动、液体摄入过多（大量饮水）、钠摄入过多（吃盐过多）、贫血、甲状腺功能亢进症（简称甲亢）、未控制的高血压病、心肌缺血、急性严重心律失常等。

二、 得了心力衰竭如何自我管理

1. 健康指导

（1）休息、睡眠与活动：每天上、下午要休息 0.5～1 小时，午休 1～2 小时，睡眠 6～8 小时，尽可能自行完成日常洗漱、进餐、如厕、穿衣等活动；每天的活动事先安排好，使得每件事都不紧不慢地平稳进行；把日常生活安排得尽可能的简便，去除不必要的活动或动作，减轻心脏负担。

（2）饮食管理：低脂易消化清淡饮食，少食多餐，高蛋白，多进食蔬菜水果；控制钠盐摄入，轻度或稳定期心衰，盐 < 6 g/d，重度心衰限制食盐 < 1～2.5 g/d，有水肿时限制液体摄入量 < 1.5～2 L/d。如果正在使用利尿药，不主张严格限制钠摄入。

（3）按医嘱服药：对于慢性心力衰竭，药物治疗需要终身服用。其中 β 受体阻滞药、ACEI 类药（普利类，诺欣妥等）、螺内酯片是慢性心力衰竭治疗的金三角组合。

注意：可使用列表（表 2-1）、药盒等辅助提醒方式来帮助老人每天准时服药；不要自行改变药物剂量或突然停药。

表2-1　我的用药

药物名称剂量	早	中	晚	开始时间、结束时间	备注

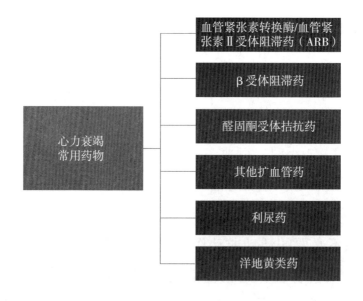

（4）病情自我监测：

·正确记录出入量：

①需记录的入量：饮水或饮料量、食物含水量、经静脉输入体内的液体量。

②需记录的出量：包括尿量、粪便量、呕吐物、汗液、痰液，还包括引流液及伤口渗出液等。

③出入量记录注意事项：尿量及引流液用已经标好刻度的便器测量。正常的粪便量可用称重的方式计量，如稀水便及呕吐物可倒入标注好刻度的便器或容器计量。汗液、渗出液可用电子秤称重衣物、敷料重量后减去毛重记录数值。痰液可累计计量，将 24 小时的痰液装入带有刻度容器中计量。对所使用的专用杯、碗、便器准确测量容积，并标出刻度。备一张标准的"食物含水量表"，自制一个"出入量登记卡"。若排泄物未

测量即倾倒，要在记录表上及时注明并估计相应量。出入量记录虽然简单，但容易遗漏，请牢记"准确"两字，为您的健康保驾护航。

·体重监测：每天清晨空腹穿同样多的衣物于排大小便后测量体重并记录。3 天内体重增长 2 kg 以上及时就诊。体重短期快速增长是心衰恶化的重要警告标志。

·脉搏、血压每天定时测量并记录（表 2-2）。

表2-2　个人记录

日期	体重 / kg	心率/（次·min⁻¹）	血压/mmHg	乏力感（有或无）	呼吸困难（有或无）

（5）康复运动：制订个体化运动训练计划 (限于心衰病情稳定的患者)。

·训练方式：建议采取中等强度的有氧运动，如散步、打太极拳、游泳、骑自行车等。

·频率：10 ~ 15 分钟的热身运动，如能耐受后

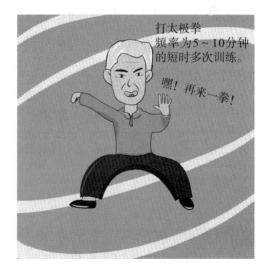

打太极拳频率为5 ~ 10分钟的短时多次训练。

嘿！再来一拳！

再运动 20～30 分钟，每周 3～5 次。

·强度：运动量由患者根据自我感觉进行调整，运动量以不出现气喘、胸闷、运动后心率不超过静息心率的 30% 为佳。

（6）预防心衰急性发作：

·预防并积极控制各种感染：特别是呼吸道感染，以免诱发心衰，定期接种流感疫苗、肺炎疫苗。

·积极治疗及控制高危因素：控制血压、心律失常、贫血、甲亢等疾病。

·不吸烟、不饮酒，避免劳累、情绪激动等。

·急救措施：若患者发生呼吸困难、严重气短、突发喘憋、吐泡沫样痰、面色青紫、不能平卧或端坐呼吸等症状，提示急性心衰的可能，应立即休息并寻求亲友帮助，或立即呼叫急救系统，尽快到医院就诊。

（7）定期随诊：慢性心衰患者在接受药物治疗期间，需要定期到医院随访评估。病情平稳的患者可 3～6 个月随访 1 次（表 2-3）。病情有变化时随时就诊，做心脏超声检查、脑钠肽（BNP）化验等。

表2-3　我的下次回诊时间

日期	时间	医疗机构	医生	备注

3

消化系统常见疾病

老年人健康科普手册

胃癌

关键词：上腹不适；上腹痛；食欲减退；体重减轻；呕血；黑便

一、什么是胃癌

1. 定义

胃癌是起源于胃部的恶性肿瘤，多见于男性，发病年龄以40～60岁为最常见。我国胃癌发病率和死亡率均位于恶性肿瘤第 2 位。

2. 表现

大部分早期胃癌可无症状，少数患者可有轻度的消化不良，表现为上腹部饱胀不适感，容易被忽视。

进展期胃癌可表现为：食欲减退、进食减少、上腹痛、体重下降、全身乏力等。晚期患者还会出现呕血、黑便、贫血、消瘦等症状。

终末期胃癌可表现为：极度消瘦，似皮包骨头、形如骷髅、乏力、完全卧床，生活不能自理，全身器官衰竭，称之为恶病质。

3. 胃癌的高风险人群

（1）胃癌高发地区人群：如山东、辽宁、福建、河南、甘肃等地区，特别是来自胃癌高发地区 40 岁以上的男性尤其要引起注意。

（2）幽门螺杆菌感染者。

（3）有胃息肉、胃溃疡、慢性萎缩性胃炎、胃大部切除等病史者。

（4）长期酗酒及吸烟者，饮食习惯不良者，如长期使用熏烤、盐腌食品的人群，喜欢热烫饮食等。

（5）有胃癌家族史者，尤其是胃癌患者的直系亲属者。

（6）长期心理状态不好者：如焦虑、抑郁、人际关系紧张等，患胃癌的风险将比普通人有明显上升。

二、得了胃癌怎么办

1. 如何治疗

胃癌患者一般就诊于消化内科、胃肠外科、肿瘤科。对于早期胃癌，首选内镜治疗，即内镜下黏膜切除术（EMR）和内镜下黏膜剥离术（ESD）。进展期胃癌患者要根据胃癌病理学类型及临床分期，采用手术联合化疗、放疗、生物靶向治疗等综合治疗方式，达到延长生存期，改善生存质量的目的。

2. 健康指导

胃癌患者应调整好心态，积极配合各种治疗，包括手术、放化疗等。树立战胜疾病的信心，只要坚持治疗，大部分患者的病情是可以得到有效控制、延长生存时间、改善生活质量的。

合理饮食，加强营养。选择高蛋白、高维生素的食物。少吃多餐，注意定时、定量，不要吃过冷、过热、过硬的食物，不要暴饮暴食。戒烟、戒酒。

应遵医嘱定期去医院复查，一般包括胃镜检查、增强CT及血液肿瘤标记物检查等。早期胃癌根治性术后前2年，每3~6个月复查1次；2年后每6~12个月复查1次，直到术后5年；5年后每年复查1次。进展期及晚期不可切除、姑息性治疗的胃癌，随访时间为前2年每3个月1次；2年后每6个月复查1次，直到5年；5年后每年1次。如遇到症状恶化或者新发的问题应随时就医。

三、关于胃癌的几个问题

1. 胃癌会遗传吗？

胃癌并不是一种遗传性的疾病，但是具有一定的家族基因易感性。如果家族中的直系亲属有胃癌，则直系亲属中的后代患胃癌的可能性为正常人群的2~3倍。胃癌容易在同一家族内出现，这是因为家庭成员生活在同一个环境、相似的不良生活方式、相互传染的幽门螺杆菌感染、会同时受到某些致癌物质的影响而发病。所以有胃癌家族史的人群应定期体检，积极进行胃癌筛查。

2.胃癌可以根治吗？得了胃癌可以活多久？

早期胃癌没有转移时，及时通过消化内镜微创手术或者外科手术切除，有机会治愈。中晚期胃癌治疗 5 年后的生存率为 7%～34%。

3.如何预防胃癌？

（1）提高胃癌筛查意识。40 岁以上，尤其是男性为胃癌高风险人群，应定期进行胃镜筛查，及早发现癌前病变。

（2）减少或消除高风险致癌因素，如根除幽门螺杆菌。

（3）避免长期服用对胃刺激性较大的药物。

（4）改善生活方式，不吸烟、少喝酒、少吃或不吃腌菜，不吃霉变食物。

（5）积极治疗慢性萎缩性胃炎、胃溃疡、胃息肉、恶性贫血等疾病，并定期复查。

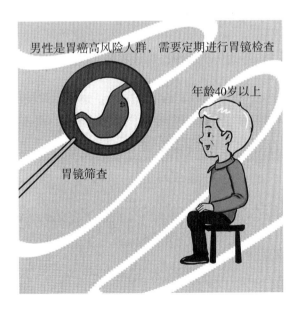

男性是胃癌高风险人群，需要定期进行胃镜检查

年龄40岁以上

胃镜筛查

4.幽门螺杆菌一定会导致胃癌吗？

国内幽门螺杆菌感染率超过 50%，而最终发展为胃癌的却很少。但幽门螺杆菌感染者患胃癌的风险是未感染人群的 6 倍。所以，幽门螺杆菌感染与胃癌有相关性，但不是决定性因素。胃癌的发生和发展是多因素共同决定的。

5.吃得越营养，胃肿瘤会长得越快吗?

肿瘤的生长和吃多少营养没有关系，难道不吃会饿死肿瘤细胞吗? 当然不可能。实际上营养状况好的胃癌患者对治疗的耐受性和预后都要好于营养状况差的患者。

大肠癌

关键词：腹痛；排便习惯改变（腹泻、便秘）；大便性状改变；贫血

一、什么是大肠癌

1.定义

大肠癌又称结直肠癌，包括直肠癌和结肠癌，是我国常见的恶性肿瘤之一。

2.表现

早期大肠癌可无明显症状，随着病情发展可出现排便习惯改变，如腹泻、便秘或腹泻与便秘交替出现；以及血便、黏液便、粪条变细等大便性状的改变；也可出现腹部不适，腹痛；

原因不明的缺铁性贫血、体重下降及消瘦、乏力；肠梗阻、腹部肿块等。

3. 诊断

近年来大肠癌的发病年轻化日趋严重，因此临床专家建议，普通人群应在 40 岁以前开始筛查；而高危人群要立即进行筛查；无症状的高危人群，在 30～40 岁进行筛查。对于家族性腺瘤性息肉病等遗传性疾病，则需要从儿童开始筛查。

（1）体格检查：直肠指诊，检查直肠有无肿块。

（2）内镜检查：根据病变情况可选择结肠镜、乙状结肠镜和肛门镜。

（3）实验室检查：大便隐血试验、肿瘤标志物检查、免疫组化及基因监测。

（4）影像学检查：CT 是术前判断大肠癌分期的重要方法，MRI 可清晰显示大肠癌病灶及周围组织侵犯情况，可与 CT 检查联合；当考虑有远处转移时可行 PET-CT 检查。

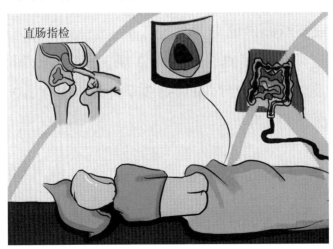

直肠指检

二、得了大肠癌怎么办

1. 如何治疗

早期大肠癌可内镜下根治，进展期大肠癌以手术切除为主，联合术前术后化疗、放疗、靶向治疗、免疫治疗等综合治疗。

2. 健康指导

（1）保持良好的心态，情绪稳定，树立战胜疾病的信心，积极配合各种治疗，包括手术、放化疗等。只要坚持治疗，大部分患者病情可以得到有效控制，延长生存期，有效改善生活质量。

（2）饮食要有规律，养成良好的饮食习惯，要少食多餐，进食低脂肪，富含粗纤维的食物及易消化少渣的软食，忌食辛辣刺激、易胀气的食物，戒烟酒。

（3）注意造瘘口的护理，造口周围皮肤的清洁，防止排出的大便浸渍皮肤而出现皮炎。

（4）定期门诊复查，检查血常规、肝功能、肿瘤标志物等，手术及放化疗治疗结束后每3个月复查1次，2年后每半年复查1次，共5年。

三、关于大肠癌的几个问题

1. 大肠癌会遗传吗?

大肠癌与遗传相关，在一些人群及其家庭中，存在着大肠癌的家族聚集性，因此其直系亲属为大肠癌的高危人群，需定期进行肠道疾病相关检查，如大便筛查、肠镜检查等。

2. 如何预防大肠癌?

（1）饮食调整：减少脂肪与红肉的摄入，增加高纤维食物的摄入，如多吃水果、蔬菜、纤维素能增加粪便量，稀释结肠内的致癌物，从而减少结直肠癌的发生。

（2）改变生活习惯：

· 体力活动可以影响结肠蠕动，有利于粪便排出，坚持适当运动，保持适当体重。

· 戒烟、戒酒。

· 保持愉悦的精神状态有助于防癌。

· 注重肠癌的筛查。

3. 结肠镜检查安全吗?

结肠镜是明确大肠癌的首选方法，麻醉下结肠镜检没有疼痛，也非常安全。

4. 便血一定是大肠癌吗?

并非大便带血就一定患上大肠癌，便血可见于其他很多疾病，如痔疮、肛裂、结肠息肉等。确诊需完善肠镜等相关检查。

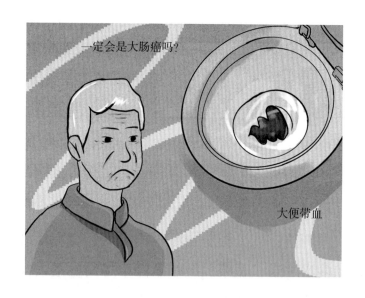

5. 大肠癌可以根治吗？得了大肠癌能活多久？

一般来说，早中期大肠癌通过及时有效的治疗，大部分患者可获得满意的效果，治愈率可达 95% 以上。晚期大肠癌虽然病情较重，通过治疗难以达到临床治愈。但是通过合理的治疗仍可有效抑制肿瘤的进展、改善患者生存质量、提高生存时限。因此，晚期转移性结肠癌患者仍应该保持积极乐观的心态，积极配合医生治疗，以达到缓解症状，减轻痛苦，延长存活期的目的。

6. 结肠造口后还能正常大便吗？

结肠造口是一种排便改道手术，患者的排便经过腹部而不是肛门，给正常生活带来一定影响。但合理使用人造肛门袋，做好护理，摸索排便规律，患者仍然可以正常工作及生活。

胃食管反流病

关键词：反流；胃灼热（烧心、胸骨后烧灼感）；胸痛；反酸；慢性咳嗽

一、什么是胃食管反流病

1. 定义

胃食管反流病是指胃和十二指肠内容物反流入食管，引起胃灼热（烧心）、反酸等不适症状和（或）并发症的一种疾病。

2. 特点

本病患病率高，临床表现多样，可长期反复发作。

3. 表现

常见症状为反酸（有酸水反流到咽喉）、胃灼热（烧心、胸骨后烧灼感），还可能有胸痛、咽喉异物感、吞咽困难、吞咽痛、慢性咳嗽、声音嘶哑、喘鸣、恶心等。

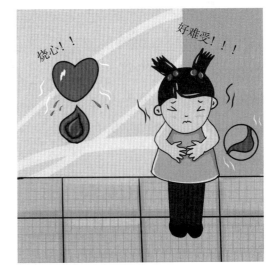

4. 危害

胃酸反流可引起食管黏膜糜烂、溃疡、出血，可能发生呕血、黑便。食管炎反复发作，可引起食管因瘢痕而狭窄，使进食出现不同程度的困难，如未及时治疗病情可进一步加重。小部分胃食管反流患者会发展成为巴雷特食管，这种疾病会增加食管癌的风险。

二、得了胃食管反流病怎么办

1. 如何治疗

得了胃食管反流病应该进行规律治疗。治疗包括改变生活方式、消除日常生活中诱发反流的因素、与药物治疗相结合。少数病例中，如以上方法无效时，可借助内镜治疗或者外科手术来缓解症状。

2. 如何预防

（1）戒烟、戒酒。

（2）规律饮食，吃低脂食物，避免辛辣或酸性食物，少食巧克力、浓茶、咖啡等。

（3）晚餐不宜过饱，睡前4小时内不宜进食，餐后应避免平卧，宜抬

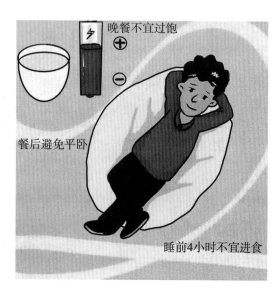

晚餐不宜过饱

餐后避免平卧

睡前4小时不宜进食

高床头。

（4）肥胖者应减轻体重。

（5）心血管患者如服用硝苯地平类药物可引起胃液反流，可加服促进胃动力药缓解。

3. 健康指导

（1）养成良好的饮食习惯，全程规律接受药物治疗结合纠正不良饮食生活方式。

（2）饮食指导：避免暴饮暴食、饥饱无常。不吃使症状加重的食物，如巧克力、油炸等高油高脂食物，不喝浓茶、咖啡，禁酒。烹饪方法尽量不要采用煎炸、烧烤等。避免食用西红柿、碳酸饮料等酸性食物，避免食用辛辣食物和年糕、糯米饭、粽子等黏性食物。

（3）生活方式指导：减肥、戒烟，可把床头垫高 15～20 cm，或垫高上半身睡觉，饭后 2～3 小时不要平卧。

（4）尽量减少增加腹内压的活动：如过度弯腰、穿紧身衣裤、扎紧腰带等。

三、关于胃食管反流病的几个问题

1. 胃食管反流病能治好吗？

本病容易复发，症状容易反复。改变饮食习惯、生活方式并去除病因，进行规律治疗，包括药物治疗，如抑制胃酸、促进胃动力、保护胃黏膜药，部分患者还需要使用抗焦虑和抗抑郁药等，有助于缓解胃食管反流症状，一般预后良好。手术治疗包括内镜下抗反流手术、腹腔镜下胃底折叠术，但效果尚未明确，需谨慎选择。

2. 我为什么会得胃食管反流病？

胃食管反流病发生的原因比较复杂。目前主要认为食管抗反流屏障遭到破坏，抗胃酸及十二指肠液反流能力下降，食管清除胃酸作用降低，反流物对食管黏膜的攻击作用等。另外，老年人反流症状的严重程度与焦虑抑郁等不良情绪的程度有关。天生的抗反流能力与后天的饮食生活习惯，以及良好的心理状态共同引起疾病的发生。

3. 胃食管反流病患者有哪些危险的"报警"症状？

"报警"症状包括：进行性吞咽困难、吞咽痛、体重减轻、贫血、呕血和（或）黑便。这些症状应警惕肿瘤。

4. 胃食管反流病常用的检查方法有哪些？

（1）胃镜检查，判断有无糜烂性食管炎及轻重程度。

（2）24 小时食管 pH 监测，主要监测酸反流。

（3）食管胆红素监测，主要监测碱反流。

（4）食管测压。

（5）上消化道钡餐检查。

5. 什么是巴雷特食管？会癌变吗？

正常食管是由鳞状上皮覆盖的，而巴雷特食管（Barrett esophagus）指的是食管下段的鳞状上皮被柱状上皮替代的一种临床现象。通常认为与反流性食管炎相关，并有发生腺癌的可能。癌变率为 5%～20%，属于食管癌前病变。癌变的概率与是否伴有异型增生关系密切，不伴异型增生的巴雷特食管，癌变概率较低，伴有中到重度异型增生的癌变概率高。

消化性溃疡

关键词：上腹痛 / 上腹不适；腹胀；嗝气；呕血；黑便

一、什么是消化性溃疡

1. 定义

消化性溃疡是指发生于胃和十二指肠的慢性溃疡，是一种多发病、常见病。老年人多发胃溃疡。且老年人消化性溃疡出血的发病率和胃溃疡恶变的概率都高于青年人，同时死亡率高，要提高警惕。

2. 表现

老年人消化性溃疡主要临床表现为上腹痛，以胃溃疡多见，即进食后出现上腹疼痛，腹胀，恶心或呕吐，也可出现呕血、黑便。老年人往往没有很典型的表现。

3. 原因

（1）幽门螺杆菌感染：老年人中幽门螺杆菌感染率非

常高。

（2）药物：老年人大多有各种慢性病，部分药物能损伤胃黏膜，容易产生溃疡。

（3）老年人随年龄的增加，胃黏膜逐渐萎缩，抵抗力下降。

（4）遗传因素、应激和心理因素，长期大量吸烟可促使消化性溃疡的发生。

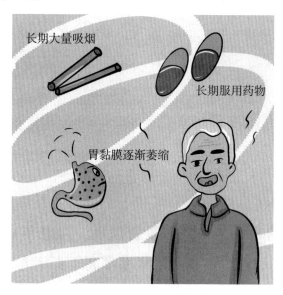

二、得了消化性溃疡怎么办

1. 如何治疗

（1）根除幽门螺杆菌。

（2）使用抑酸剂、黏膜保护剂，抑制胆汁反流。

（3）生活规律：定时进餐和进食易消化的食物。

（4）有严重并发症者，需进行手术治疗。

2. 健康指导

（1）避免诱发因素，进食规律，少食多餐，避免刺激性食物，如酒类、咖啡、辛辣、油煎食物及产气较多的食物。

（2）生活要规律，避免过劳及精神紧张，注意保暖，必须戒烟。

（3）已有消化性溃疡者应按时服药，防止复发，发现上腹疼痛加重或大便颜色发黑时，应及时就诊。

（4）溃疡活动者或大便化验有出血的患者应卧床休息。溃疡恢复期可适当活动，不可过劳及紧张。

（5）必须服用阿司匹林等对胃黏膜有损害的药物时，应同时服用抑制胃酸和保护胃黏膜的药。

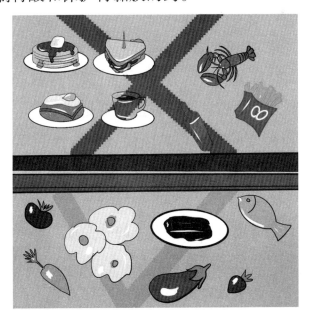

三、关于消化性溃疡的几个问题

1. 如何预防消化性溃疡?

（1）戒除不良生活习惯，养成良好的饮食习惯。进食时细嚼慢咽，避免进食太急。养成规律进食的习惯，定时定量。减少烟酒、辛辣食物、浓茶、咖啡等刺激性食物的摄入。睡前不进食。

（2）按医生医嘱，正确服药，在服用阿司匹林或治疗类风湿关节炎的药物时要特别小心，尽量饭后服用，减少对胃黏膜的刺激。

（3）作息规律，保持良好的心态，乐观开朗，减少生活压力。

（4）有胃溃疡家族史或发现幽门螺杆菌感染时，应及时到医院就诊，进行相关检查及治疗。

2. 怀疑得了消化性溃疡，需要进行哪些检查确诊?

（1）幽门螺杆菌检查，方法包括：碳呼气试验、血幽门螺杆菌抗体检测、幽门螺杆菌培养加药敏测试。

（2）胃镜检查同时取胃黏膜做病理检查，不能忍受胃镜者，可选择上消化道钡餐检查。

3. 消化道溃疡有哪些并发症?

（1）上消化道出血：是最常见的并发症。轻者大便隐血阳性，黑便；重者呕血或暗红色血便。

（2）穿孔：老年人多见，其发生率比青年人高出 2~3 倍，且死亡率较高。

（3）幽门梗阻：表现为上腹部胀痛，餐后加重，呕吐后稍有缓解，呕吐物为几天前进食的食物。

4. 幽门螺杆菌与消化性溃疡有什么关系？

超过 90% 的十二指肠溃疡和 80% 的胃溃疡是由幽门螺杆菌感染所导致的。

5. 为什么吸烟会导致胃溃疡？

吸烟时所吸入的烟雾中，含有尼古丁、煤焦油等各种物质可以使胃黏膜的保护机制被破坏，进而导致胃溃疡。

神经系统常见疾病

老年人健康科普手册

阿尔茨海默病

关键词：记忆障碍；智力减退；情绪行为改变

一、什么是阿尔茨海默病

1. 定义

阿尔茨海默病 (Alzheimer's disease，AD) 俗称老年痴呆，是发生在中老年人群中，以进行性认知能力下降和精神行为异常为主要特征的中枢神经系统退行性疾病。

2. 表现

临床上表现为记忆力下降、日常生活能力下降、人格和行为改变、幻觉、偏执妄想、语言障碍、视觉空间障碍、执行功能障碍、抽象思维和计算力障碍等。

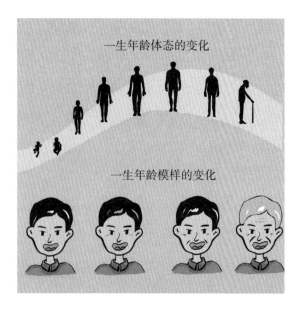

（1）记忆力下降：主要表现为近期记忆力

下降，如刚发生的事情转身就忘记了。

（2）日常生活能力下降：主要表现为自理能力下降，穿衣洗漱等日常生活需要依赖他人辅助完成。

（3）人格和行为改变：主要表现为日常行为改变、性格喜怒无常。

（4）语言障碍：主要表现为谈话过程中的词不达意以及语言流畅性问题。

（5）视觉空间障碍：主要表现为不能精准判断物品的位置，甚至于在家里找不到厕所等常用的房间。

（6）执行力功能障碍：主要表现为处理熟悉的事情出现困难，如忘记烹饪的步骤等。

（7）抽象思维和计算力障碍：主要表现为不能简单算数或出现错误。

二、得了阿尔茨海默病怎么做

1. 如何预防

目前尚无特效疗法能阻止或逆转阿尔茨海默病（AD）的病情进展，但越来越多的流行病学研究表明，AD 是有可能预防的，有效控制危险因素、合理利用保护因素可以显著降低AD 的发病率和患病率。目前全球首个 AD 循证预防国际指南中包含了 21 条推荐意见（表 4-1），其中 10 个影响因素 / 干预措施相对肯定，包括：

（1）65岁以上人群应保持体重指数在一定范围内，不宜太瘦。

（2）多从事认知活动，如阅读、下棋等刺激性脑力活动。

（3）保持健康的生活方式，避免罹患糖尿病，对于糖尿病患者应密切监测其认知能力减退情况。

（4）保护头部，避免外伤。

（5）65岁以下人群应保持健康的生活方式，避免罹患高血压。

（6）避免直立性低血压发生，对于直立性低血压患者，应密切监测其认知能力状态。

（7）保持良好的心理健康状态，对于已有抑郁症状的患者，应密切监测其认知能力状态。

（8）放松心情，平时避免过度紧张。

（9）早年应尽可能多地接受教育。

（10）定期检测血同型半胱氨酸水平，对于高同型半胱氨酸血症患者应用B族维生素和（或）叶酸治疗，同时密切监测其认知能力状态（该项干预措施结论与其他研究结果一致，目前降同型半胱氨酸治疗被认为是最有希望的AD预防措施）。

2. 什么时候就医

当出现注意力难以集中、记忆力或思维能力减退、幻觉、错觉等主观症状时，应立即就医，进行全面的评估。当症状进展到影响日常工作与生活的时候，往往已经较为严重了，因此早发现、早就医、早诊疗便显得尤为重要。

表4-1　阿尔茨海默病预防指南：初步临床推荐*

影响因素/ 干预措施	建　议
生活方式	
体重指数 （BMI）及 体重管理	65岁以下人群应保持或减轻体重，通过合理均衡体育锻炼、热量摄入及正规行为计划以期使BMI达到并保持在18.5～24.9 kg/m²范围内（Ⅰ级推荐，B级证据）。 　65岁以上人群不宜太瘦（Ⅰ级推荐，A4级证据）。 　65岁以上人群若出现体重减轻趋势，应密切监测其认知能力状态（Ⅰ级推荐，B级证据）。
体育锻炼	每个人，尤其是65岁以上者，均应坚持定期体育锻炼（Ⅰ级推荐，B级证据*）。
认知活动	多从事刺激性脑力活动，如阅读、下棋等（Ⅰ级推荐，A4级证据）。
吸烟	不吸烟，同时也要避免接触环境中的烟草烟雾：对于吸烟人群应向其提供咨询服务、尼古丁替代治疗及其他药物治疗来配合行为计划或正规戒烟计划（Ⅰ级推荐，B级证据）。
睡眠	保证充足良好的睡眠：出现睡眠障碍时要咨询医生或及时治疗（Ⅰ级推荐，B级证据）。
共病	
糖尿病	保持健康的生活方式，避免罹患糖尿病：对于糖尿病患者密切监测其认知能力减退情况（Ⅰ级推荐，A4级证据）。
脑血管疾病	保持健康的生活方式、合理用药，维持脑血管系统良好状态，避免罹患动脉粥样硬化、脑低灌注或其他脑血管疾病；对于脑卒中患者，尤其是脑微出血患者，应密切监测其认知能力改变，并采取有效的预防措施保护其认知能力（Ⅰ级推荐，B级证据）。
头部外伤	保护头部，避免外伤（Ⅰ级推荐，A4级证据）。
体弱	晚年保持健康强壮的体魄：对于越来越虚弱的人群，应密切监测其认知能力状态（Ⅰ级推荐，B级证据）。

续表

影响因素/ 干预措施	建　议
血压	65岁以下人群应保持健康的生活方式，避免罹患高血压（Ⅰ级推荐，A4级证据）。 　　对于直立性低血压患者，应密切监测其认知能力状态（Ⅰ级推荐，A4级证据）。
抑郁	保持良好的心理健康状态；对于已有抑郁症状的患者，应密切监测其认知能力状态（Ⅰ级推荐，A4级证据）。
心房颤动	维持心血管系统良好状态：对于房颤患者应用药物治疗（Ⅰ级推荐，B级证据）。
精神紧张	放松心情，平时避免过度紧张（Ⅰ级推荐，A4级证据）。
其他方面	
教育	早年应尽可能多地接受教育（Ⅰ级推荐，A4级证据）。
高同型半胱氨酸血症	定期检测血同型半胱氨酸水平：对于高同型半胱氨酸血症患者应用B族维生素和（或）叶酸治疗，同时密切监测其认知能力状态（Ⅰ级推荐，A2级证据）。
维生素C	饮食摄入或额外补充维生素C可能会有帮助（Ⅰ级推荐，B级证据）。
不推荐	
雌激素替代疗法	对于绝经后妇女，不建议应用雌激素替代疗法预防阿尔茨海默病（Ⅲ级推荐，A2级证据）。
乙酰胆碱酯酶抑制剂	对于认知损害的患者，不建议应用乙酰胆碱酯酶抑制剂预防阿尔茨海默病（Ⅲ级推荐，B级证据）。

　　*对于某些影响因素，无法给出太详尽的建议（尤其是具体的剂量和疗程），未来需要设计良好的试验来重复验证（关键研究）。此外，这些建议的提出无法避免现有研究的局限性及后续研究的不可预知性。

　　*在随机对照试验中，某些干预措施如体育锻炼无法实现绝对盲法或分配隐藏，不可避免地造成高偏倚风险。因此，我们认为有统计学意义的结果比风险级别更可靠一些。

3. 如何治疗

（1）治疗方法：目前临床上还没有根治阿尔茨海默病的有效方式，因此常规的药物对症支持治疗以及有效的护理成为延缓病情发展、提高患者生活质量的主要手段。虽然如此，我们应该保持乐观情绪，近年来有较多的药物临床试验在国际、国内广泛开展，我们期待在不久的将来会出现有效的药物或治疗方式给患者与家属带来福音。

（2）用药原则：

· 低剂量起始，缓慢增量。

· 增量间隔时间稍长。

· 治疗个体化，注意不良反应。

· 注意药物间的相互作用。

4. 健康指导

（1）生活照护：

· 合理饮食：首选"地中海饮食"，地中海沿岸各国饮食以水果蔬菜、鱼类、五谷杂粮、豆类和橄榄油为主，可以降低脑卒中和记忆力减退风险；不吃油煎、烟熏食物。

· 良好睡眠：创造安全舒适的睡眠环境，合理安排作息时间。

· 体育锻炼：选择患者喜欢的体育运动，如散步、打太极拳等。

· 家庭活动：参与家务劳动，与家人一起进餐、聊天、外出。

（2）安全照护：

·预防走失：选择不易打开的门锁或隐藏出口，应用电子产品，如门窗感应装置、远程报警系统、电子定位装置等。向邻居及社区工作人员通报病情，以获得及时帮助。确保患者携带身份证明或佩戴医疗警示手镯（黄手环），

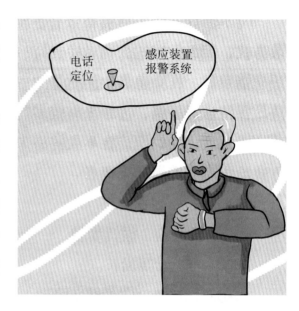

携带有定位功能的手机，并在手机里储存重要电话号码。

·环境稳定与熟悉：患者应尽可能生活在熟悉的环境中，避免突然变换住所或改变居室的布局和物品。

·危险物品管理：将有毒、有害、锐利或易碎的物品锁好。安装煤气、电源安全和报警装置。

·在家里使用日历或白板来记录每天的日程安排，养成检查完成项目的习惯，常用物品固定放置一个地方。

·把药物放在安全的地方，并使用每天清单来记录剂量。

（3）认知能力训练：主要是训练患者勤动脑、动眼、动耳、动嘴、动手和动腿的能力。

三、关于阿尔茨海默病的几个问题

1.可以活多久？

阿尔茨海默病的自然病程一般是 5～10 年，部分患者可存活 10 年或更长；预防并发症，良好有效的照护会延长预期寿命。

2.家属照护要做哪些准备？

（1）照顾好自身。

（2）培训相关照护技能。

（3）接受患者患病现实，调整期望值。

（4）构建社会支持系统。

帕金森病

关键词：动作缓慢；肌肉僵硬；肢体抖动；姿势异常

一、什么是帕金森病

1.定义

帕金森病（Parkinson's disease，PD）又称震颤麻痹，是一种隐匿起病、缓慢进展的神经系统变性疾病，主要表现为肢体抖动、动作缓慢、肌肉僵硬和姿势异常等，多见于老年人。

2. 病因

病因尚不完全明确，相关因素包括：环境因素、遗传因素及老化因素。

（1）环境因素：鱼藤酮、百草枯等除草剂和杀虫剂可增加患病风险；吸烟、饮茶、咖啡因摄入等可降低患病风险。

（2）遗传因素：部分帕金森病具有明显的家族聚集现象，有家族史及发病年龄较早的患者，往往与遗传因素有关。

（3）老化因素：随着年龄的增长帕金森病患病率会逐渐增加，提示年龄因素可能与发病有关。而研究结果进一步表明：单纯生理性老化尚不足以致病，年龄增长只是帕金森病的促发因素。

3. 表现

主要临床特征包括运动症状和非运动症状。

（1）运动症状：主要表现为行动迟缓、肌肉僵硬、静止性抖动、姿势步态异常。

·行动迟缓：可表现为包括解系纽扣、洗脸刷牙、穿鞋穿袜在内的多种精细动作缓慢，及日常随意运动减少，并且在动作开始时最为明显。

·肌肉僵硬：是病变累及骨骼肌，导致其收缩后不容易放松的一种体征，表现为肢体僵硬、难以放松。

·静止性抖动：可表现为手脚抖动在休息、不活动（静止状态）时表现明显，而在运动时则明显减轻或消失。

·姿势步态异常：早期帕金森病患者可出现一侧肢体步态异常，上肢摆臂减少、下肢拖步状态；随着病情进展，患者出

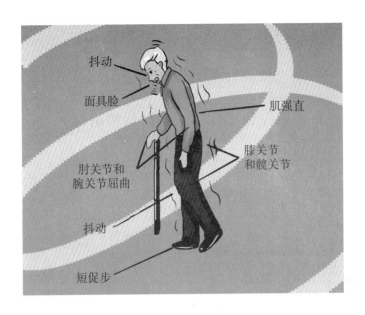

现姿势反射消失，以致不能保持平衡、容易跌倒。

（2）非运动症状：主要表现为嗅觉减退、焦虑不安、兴趣降低、抑郁、尿频尿急、便秘、疼痛、出汗异常、夜间睡眠时出现拳打脚踢，甚至认知障碍等。

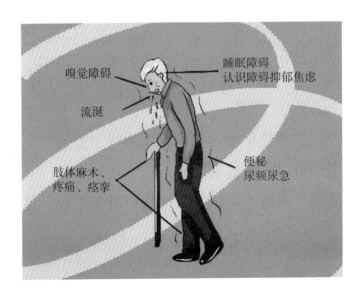

二、得了帕金森病怎么办

1. 治疗方法

（1）主要采取综合治疗模式，以药物治疗为主，手术治疗为辅，结合康复锻炼。

（2）用药多采用低剂量多靶点药物联合治疗，治疗目标是控制运动症状和非运动症状，减少并发症发生，在此基础上减缓疾病进展，需要定期复诊，千万不能自行调整药物。

（3）当出现药物治疗效果减退、严重的症状波动、异动症时，可考虑手术治疗。其主要方式是脑深部电刺激（DBS）疗法，此疗法可改善运动症状、提高生活质量，减少药物使用剂量。

2. 健康指导

（1）饮食：

·四宜：食物宜多样，谷类食物宜首选，蔬菜瓜果宜多吃，摄入水分宜充足。

·四忌：忌高蛋白饮食，忌进食动物脑及内脏，忌烟，忌酒。

（2）运动：鼓励早期参与运动训练等康复治疗，持续且规律的运动训练可以改善运动障碍。

（3）心理：通过心理疏导、健康宣教等手段，建立积极的心理状态。

三、关于帕金森病的几个问题

1. 是否可以治愈？

帕金森病目前尚不能完全治愈，但目前有很多药物可以控制疾病症状，延缓疾病的进展。

2. 是否会遗传？

部分帕金森病患者存在家族聚集现象，特别是有家族史及发病年龄较早患者遗传可能性较大。

3. 如果自行调整药物剂量会有什么影响？

若自行减少药物剂量或停药，当体内药物代谢完后，患者症状会加重，严重者可出现恶性撤药综合征，甚至危及生命。如果自行增加剂量，会导致异动症等并发症提前出现。

4. 帕金森患者如何预防跌倒？

帕金森病患者会出现拖步行走、冻结步态、小碎步等步态障碍和平衡障碍，而这正是跌倒发生的最常见因素之一，直接影响患者的工作生活质量。预防跌倒措施：

（1）环境布局合理：①保持过道通畅、地面干燥。②浴室等地面铺设防滑垫及扶手。③设置夜灯。④避免单独外出活动。

（2）合理使用药物：多巴制剂能改善早期帕金森病患者的运动障碍或步态障碍，从而预防跌倒。

部分患者使用抗帕金森病药、抗精神病类药容易引起嗜睡、幻觉、头晕等副作用，服药期间应避免突然改变体位引起跌倒。

（3）运动疗法：持续每周 5 次的帕金森步态与平衡运动操训练患者的肢体平衡功能。

（4）脑深部电刺激治疗、重复经颅磁刺激（rTMS）治疗。

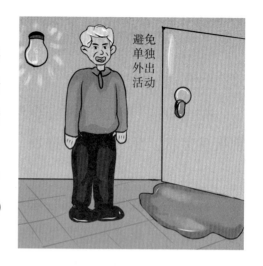

避免单独外出活动

癫痫

关键词：神志不清；失神；抽搐

一、什么是癫痫

1. 定义

癫痫俗称"羊角风""羊痫风"，是大脑神经元突然出现异常放电，导致短暂大脑功能障碍的一种慢性脑部疾病。表现为突然发作，自动终止，反复出现的运动、感觉、精神和意识方面的障碍。

2. 危害

癫痫发作时增加意外发生风险，此病可伴随多年，影响患者身心、精神、智力、婚姻及社会经济地位等多个方面，严重者可危及生命。

3. 表现

大多数癫痫发作常突然发生，持续数分钟后可迅速恢复，主要表现为突然出现的肢体抽搐、意识丧失、双眼上翻、口吐白沫、舌咬伤、大小便失禁等。

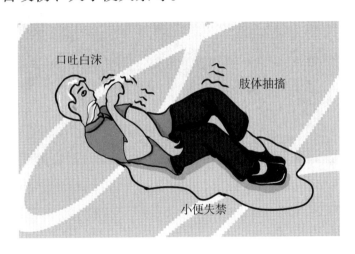

口吐白沫

肢体抽搐

小便失禁

二、得了癫痫怎么办

1. 突发癫痫怎么办

（1）注意患者安全，要从有火、水、热、电器等危险因素的地方把患者移开，防止受伤和意外。

（2）将患者平卧、头偏一侧，尽量使唾液或呕吐物流出口外，防止窒息和吸入性肺炎。解开衣领及裤带，以保证患者呼吸通畅。

（3）将毛巾、手帕折叠成条状塞入上下后牙之间以防舌咬伤。

（4）不要用力按压患者的四肢，谨防骨折或脱臼。

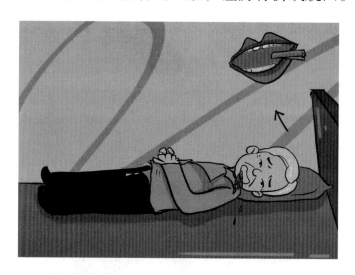

2.健康指导

（1）用药指导：

·先用单种药物，从小剂量开始治疗，逐渐加量或调整用药和联合用药。

·持续服药数年，最后一次发作控制后 2~5 年方可遵医嘱逐步停药。停药过程不少于 1~1.5 年，停药换药均要在医生指导下进行，千万不能随意停药或换药。

·需要定期复诊，注意用药导致的副作用。

（2）饮食指导：

·饮食要有规律，每餐按时进食，避免饥饿和暴饮暴食。

·进食清淡易消化，富于营养的食物，避免辛辣等刺激性食物，戒烟酒，不饮浓茶。

·解大便时避免用力，必要时可服用缓泻剂。

（3）休息、活动指导：

·养成良好的生活习惯，保证充足的睡眠，避免过度劳累；避免用过冷或过热的水淋浴。

·症状控制较好无精神异常者可适当参与轻体力劳动及工作；发作较频繁时，应限制在室内活动，必要时卧床休息并加护栏，防止跌伤。

·外出需有人陪行，如有发作先兆，应尽快找一个安全地点平卧，并于上下齿间咬上毛巾等条形硬物防舌咬伤，平时随身携带疾病治疗卡，以利发作时及时得到抢救和治疗。

·尽量避免某些促发因素，减少强声光刺激，不去嘈杂场所。

（4）心理指导：此类患者常产生忧虑、自卑心理，多陪伴、鼓励患者保持乐观情绪，树立信心，养成良好的生活习惯。

三、关于癫痫的几个问题

1. 癫痫能否结婚生子？

可以结婚生子，但禁止近亲结婚。患者有生育需求时一定要告知医生有癫痫病史，以便给予正确指导，采取积极预防并发症措施。

2.癫痫患者什么情况应立即就医？

（1）癫痫发作的时间持续5分钟以上或连续发作。

（2）癫痫发作停止后，患者的呼吸和意识未恢复正常。

（3）癫痫发作时受伤。

（4）出现不良药物反应，如皮疹、肝功能受损。

（5）妊娠。

脑卒中

关键词：肢体无力；肢体麻木；口角㖞斜；走路不稳；意识障碍

一、什么是脑卒中

1.定义

脑卒中是指脑血管突然破裂或血管阻塞，引起的以脑出血性或缺血性损伤症状为主要临床表现的一组疾病，俗称中风。可分为缺血性脑卒中和出血性脑卒中。

2.表现

最常见的症状包括突然发作的一侧肢体麻木、无力，同时还可以伴有面瘫及口齿不清；视物模糊、视野缺损，严重的时候还有黑矇的发生；眩晕、走路不稳、平衡功能障碍；突然出现的剧烈头痛，且难以缓解；及出现晕倒及意识障碍等。

（1）面瘫：脑卒中以中枢性面瘫多见，常表现为因病灶对侧面部肌肉瘫痪导致的鼻唇沟变浅、口角㖞斜、讲话漏风等。

（2）黑矇：当大脑后动脉发生缺血时，常导致头晕、视物模糊、双目突然失明，一般在短时间内即可恢复，也就是人们常说的"眼前发黑"。

（3）意识障碍：即人对自身和周围环境的感知能力异常，可表现为特别犯困、昏迷、意识模糊、答非所问、注意力涣散和无法准确判断自身状态和所属环境等。

二、得了脑卒中怎么办

1. 突发脑卒中怎么办

谨记"卒中120"征兆，如符合以下情况，请立刻拨打"120"就近诊治，最佳抢救时间是6小时。

"1"代表看到一张不对称的脸，查有无口角㖞斜。

"2"代表双手平举，查两只手臂是否单侧无力下垂。

"0"代表聆听讲话是否口齿不清，有表达困难症状。

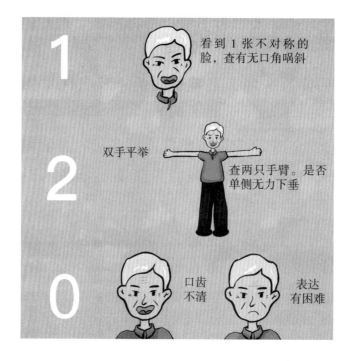

2. 如何预防

管理好三个"将领"(血压、血糖、血脂),做战胜卒中的常胜将军。

(1)防治高血压:

·规律监测血压,保持情绪稳定。

·按医嘱服药,不自行盲目改药,不自行停药。

·避免剧烈运动,建议在控制血压稳定的情况下进行中低强度的有氧运动。

·低盐饮食,多吃蔬菜水果,摄入充足水分,保持大便通畅,切勿用力排便。

(2)稳定血糖:

·管住嘴！迈开腿！

·坚持按医嘱规范用药。

·规律监测血糖。

（3）抵抗高血脂：

·低脂饮食：避免或减少摄入高脂肪食物，例如黄油、内脏、油炸食品、腌制食品等。

·坚持居家锻炼、保持理想体重。

·遵医嘱服用降脂药，定期复查血脂。

3. 健康指导

（1）康复训练：缺血性脑卒中一般发病后24小时可开始康复训练，早期康复训练有助于患者受损功能的恢复，可预防并发症。患者卧床2～4周，病情允许情况下尽早开始康复训练。

（2）预防压疮：

·保持床单整洁。

·保持皮肤清洁干燥：大小便失禁患者排尿排便后及时清理。

·仔细观察皮肤情况，骨头突出的部位，出现皮肤发红时应立即悬空，避免按揉，可使用减压贴覆盖保护局部皮肤。

·鼓励患者主动床上运动，无法主动翻身的患者，家属应协助其2小时翻身1次。

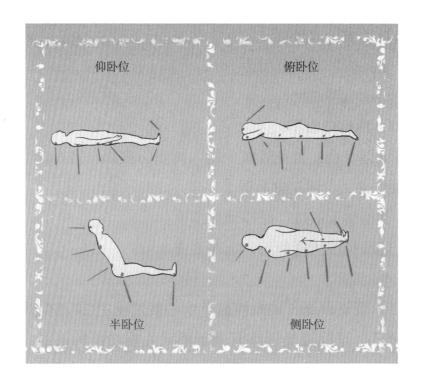

仰卧位　　　　　　　　俯卧位

半卧位　　　　　　　　侧卧位

三、关于脑卒中的几个问题

1. 脑梗死可以治愈么？

要看梗死的程度、面积来决定治疗的效果。梗死的面积小，部位不太关键，治疗效果较好。如果梗死的面积较大，梗死的位置发生在关键部位或者脑干，治疗效果就差些。治疗恢复的程度，也跟患者治疗的积极程度有关，积极配合治疗参与复健，治疗恢复程度会更好。

2. 脑卒中需要长期服药么？

就脑卒中患者来说，除了在症状明显的急性期需要严格遵医嘱用药治疗外。对于非急性期的患者，尤其是有高血压、高血脂、高血糖、高同型半胱氨酸血症等危险因素，或伴随着如冠心病、房颤、风湿免疫性等基础疾病的患者来说，合理、长期的二级预防用药和对基础疾病的治疗，对于防治脑卒中的加重与再发有着重要作用。

5

内分泌系统常见疾病

老年人健康科普手册

糖尿病

关键词：多尿；多饮；多食；消瘦；手脚麻木；视物模糊；皮肤瘙痒

一、什么是糖尿病

1. 定义

糖尿病是由胰岛素缺乏和（或）胰岛素作用障碍引起的以高血糖为主要表现的一组临床综合征。

2. 危害

长期高血糖可以诱发脑卒中、冠心病、糖尿病视网膜病变、糖尿病肾病、糖尿病足等并发症，是我国居民致残、致死的重要原因。

3. 表现

糖尿病的典型症状包括"三多一少"，即多尿、多饮、多食和体重减轻，但在发病早期，大多数患者可能没有明显不适，也有部分患者首先表现为并发症的症状，如视

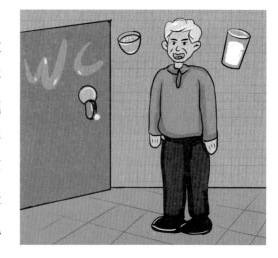

物模糊、手脚麻木、疼痛、皮肤瘙痒、尿道感染、伤口难以愈合等。

二、得了糖尿病怎么办

1. 如何治疗糖尿病

糖尿病的治疗措施包括健康饮食、规律运动、正确用药、自我监测和糖尿病教育，其中饮食和运动是糖尿病治疗的基石。

2. 健康指导

（1）健康饮食：糖尿病饮食的原则是荤素搭配、粗细搭配、定时定量、少盐少油、戒烟限酒等。一般情况下，糖尿病患者每天 3 餐，每餐各 1/3，或者早餐 1/5，中晚餐各 2/5。每天可进食 250 g 左右的主食，全谷物、杂豆类应占主食摄入量的 1/3；250 mL 牛奶，1 个鸡蛋，100 g 左右的瘦肉或其他鱼禽；500 g 左右的蔬菜，一半以上为深色蔬菜；不超过 6 g 盐（约 1 啤酒瓶盖），20~30 g 食用油。注意食物的重量均为未加工前的重量。每餐七八分饱，少吃肥肉、动物内脏和油炸食品，以清蒸、水煮及凉拌为宜。进餐时先吃蔬菜，再吃肉（蛋白质），最后吃主食（碳水化合物）。

（2）一日三餐举例：张先生，65 岁，身高 170 cm，体重 68 kg，退休。每天早晚餐后快走 30~45 分钟，空腹血糖 6~7 mmol/L，餐后血糖 7~11 mmol/L，糖化血红蛋白 7.2%，口服降血糖药治疗。

早餐：250 mL 纯牛奶 +1 个水煮鸡蛋 +1 个花卷（或者 1 根玉米）；或者 75 g（生重）面条 +50 g 瘦肉 +1 个鸡蛋 +200 g 蔬菜，或 6～8 个水饺，或 1 小碗馄饨等。

上午加餐：100 g 苹果。

中餐：杂粮米饭 1 平碗（约生重 100 g），芹菜炒肉（瘦肉 50 g），芽白 250 g，食用油 10 g。

晚餐：杂粮米饭 1 小碗（约生重 75 g），清蒸鱼（鱼 75 g），生菜 250 g，食用油 10 g。

睡前加餐：1 个梨子（50 g）。

（3）规律运动：糖尿病患者要到医院评估运动的风险，制订运动方案。常见的运动方式包括散步、快走、慢跑、游泳、打球、骑车、打太极拳、瑜伽等；不建议空腹运动，饭后 1～2 小时为宜；每周 3～5 次，每次 30～60 分钟，每周运动时间不少于 150 分钟；运动时穿宽松舒适的衣服和鞋袜，携带水和含糖食物；运动强度以心跳和呼吸稍加快，微微出汗，能说话为宜；运动后观察足部，必要时监测血糖。血糖 ≥ 16.7 mmol/L、反复发生低血糖或血糖波动较大、合并严重急慢性并发症的患者不适合运动；合并视网膜病变的患者应避免举重、头部向下等用力活动。

（4）口服降糖药：常用的口服降糖药品种繁多，作用机制、不良反应和服用方法各不相同（表 5-1）。

表5-1 常用口服降糖药作用特点

药物种类	代表药物	主要作用机制	主要不良反应	服用方法
双胍类	二甲双胍	减少肝脏葡萄糖的输出	胃肠道反应	餐中或餐后服用
磺脲类	格列本脲	直接刺激胰岛β细胞分泌胰岛素	低血糖 体重增加	餐前30分钟服用
	格列吡嗪			
	格列齐特			
	格列喹酮			
	格列美脲			
格列奈类	瑞格列奈	直接刺激胰岛β细胞分泌胰岛素	低血糖 体重增加	餐前服药
	那格列奈			
	米格列奈			
α-糖苷酶抑制剂	阿卡波糖	延缓碳水化合物在肠道内的吸收	胃肠道反应，如腹胀、排气等	进餐时整片吞服或与前几口食物一起咀嚼服用。
	伏格列波糖			
	米格列醇			
噻唑烷二酮类（TZDs）	罗格列酮 吡格列酮	改善胰岛素抵抗	体重增加和水肿，绝经后妇女服用该类药物可增加骨折和骨质疏松症的风险	餐前、餐后均可
DPP-4抑制剂	西格列汀	减少体内GLP-1的快速降解，增加内源性GLP-1浓度，从而促进胰岛β细胞分泌胰岛素，抑制α细胞不适当分泌胰升糖素	鼻炎，咽炎，头痛，上呼吸道感染等	餐前、餐后均可
	沙格列汀			
	维格列汀			
	利格列汀			
	阿格列汀			

续表

药物种类	代表药物	主要作用机制	主要不良反应	服用方法
SGLT-2抑制剂	达格列美净	减少肾小管对葡萄糖的重吸收，增加肾脏葡萄糖的排出	泌尿生殖系统感染，罕见的不良反应包括酮症酸中毒	餐前、餐后均可

（5）保存和携带胰岛素：未开封的胰岛素放在冰箱内（2℃~8℃）冷藏，在有效期内可以使用。正在使用的胰岛素可在室温下（30℃以下）保存1个月，且不能超过保质期。如果室温过高，仍需放冰箱冷藏，但需要取下针头，且复温30分钟再注射。外出时，应随身携带，不要放在车内或行李箱内，避免光照和过热，避免冷冻和剧烈震荡。

（6）胰岛素注射部位：

·腹部：脐周2.5 cm以外，最低肋缘下1 cm，耻骨联合以上约1 cm。应避免以脐部为圆心，半径2.5 cm的圆形区域内注射。可在肚脐两侧2或3个手指以外约一个手掌宽的范围内注射。

·臀部：臀部外上侧。

·大腿：大腿前外侧上1/3。

·上臂：上臂外侧中1/3。

（7）注射胰岛素的方法：每次注射前应洗手，核对胰岛素的名称和有效期；预混胰岛素或胰岛素类似物注射前必须混匀。消毒胰岛素笔芯前端，安装一个新的针头；针头朝上，调1~2 U并注射，直到针尖出现1滴饱满的水珠（排气）；用

75% 乙醇消毒注射部位，面积大于 5 cm×5 cm，注意不要来回重复消毒，避开皮肤硬结、感染和脂肪增生部位，且每个注射点间隔 1 cm 以上；调节胰岛素剂量（预混胰岛素需要充分混匀）；垂直注射，如果使用 6 mm 及以上的针头，则需要捏起皮肤或者以 45° 进针；按住注射按键，注射完毕后停留 10 秒后再拔针；取下针头，将针头放在耐刺的容器中。

（8）减轻注射时疼痛的方法：使用较短较细的针头（4 mm 针头是最安全的针头）；不要重复使用针头；待乙醇干燥后再注射；有规律的轮换注射部位，不要在体毛根部注射。

（9）自我监测血糖：测血糖前先洗手，查看试纸有效期或者开瓶时间（瓶装试纸开封后需在 3~6 个月内用完）；安装采血笔针头，调节深浅；将试纸插入血糖仪，查看试纸批号是否与血糖仪显示一致（免调码的血糖试纸除外）；用 75% 乙醇消毒采血手指，消毒范围超过 1 个指关节；乙醇干燥后，用采血笔采血；用干棉签擦掉第一滴血；用第二滴血进行测试；按压采血部位，读取结果；将采血针头放到耐刺的容器中。

（10）护理足部：糖尿病患者每天要用温水洗脚，水温不宜超过 40℃，合并神经病变的患者用手试水温；洗脚后用浅色柔软的毛巾擦干，脚趾缝也要擦干净。如果足部干燥，可以涂抹护肤品，但注意避开趾缝。穿宽松舒适的鞋袜，不要赤脚穿鞋或赤脚行走；趾甲不要剪得太短，剪成"一"字即可；不要长时间使用取暖器；不要自己处理鸡眼或胼胝（老茧）。每天检查足部，有水疱、发红或者破溃时立即到医院治疗。

（11）预防低血糖：低血糖的原因包括未按时进食或进食过少、呕吐或腹泻、运动量过大、磺脲类及格列奈类口服降糖药或者胰岛素剂量过大、肝肾功能不全、血糖控制目标过严等。因此，糖尿病患者应该定时定量进餐，必要时加餐，规律运动，在医生的指导下设定个体化的血糖控制目标，监测血糖，根据血糖调整药物剂量。

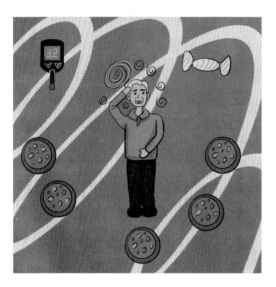

（12）及时发现并处理低血糖：低血糖症状包括头昏、心慌、手抖、出冷汗、饥饿、视物模糊等不适，如果有以上症状，应立即测血糖，血糖 < 3.9 mmol/L 属于低血糖。如果无法立即监测血糖，也可按照低血糖处理。意识清醒者可以进食 15 g 含糖或碳水化合物食物（如 3～5 片饼干或 1 盒牛奶或 1 汤匙白糖），15 分钟后复测血糖；如出现意识障碍，不要强行喂食，应立即送往就近医院治疗。

（13）维持适宜血糖值：正常的空腹血糖为 3.9～6.1 mmol/L，餐后 2 小时血糖 < 7.8 mmol/L。但老年糖尿病患者血糖不一定要达到正常范围，需要综合评估患者的健康状态和治疗获益，帮助患者设定个体化的血糖控制目标（表 5-2）。

表5-2　老年糖尿病患者血糖控制目标

患者临床特点/健康状况	寿命	HbA1c /%	空腹或餐前血糖 /(mmol·L⁻¹)	睡前血糖 /(mmol·L⁻¹)
健康（合并较少的慢性疾病，完整的认知和功能状态）	较长的预期寿命	<7.5	5.0～7.2	5.0～8.3
复杂/中等程度的健康（多种并存的慢性疾病，或轻至中度的认知能力障碍）	中长度的预期寿命，高治疗负担，低血糖风险较高，跌倒风险高	<8.0	5.0～8.3	5.6～10.0
非常复杂/健康状况较差（需要长期护理，慢性疾病终末期，或2项以上的日常活动能力受损，或轻至中度的认知能力障碍）	有限的预期寿命，治疗获益不确定	<8.5	5.6～10.0	6.1～11.1

三、关于糖尿病的几个问题

1. 如何诊断糖尿病？

糖尿病的诊断标准是：典型糖尿病症状（三多一少）加上空腹血糖 ≥ 7 mmol/L，或者随机血糖 ≥ 11.1 mmol/L，或者葡萄糖耐量实验 2 小时血糖 ≥ 11.1 mmol/L，或者糖化血红蛋白 ≥ 6.5%。如有"三多一少"症状，任何一点达标即可诊断；如没有"三多一少"的典型症状，两次血糖达到诊断标准也可诊断。空腹是指至少 8 小时没有吃任何含有能量的食物，一般指晨起 6~8 点的血糖。随机是指任何时间，不管是否进食、进食时间及进食量。

2. 糖尿病可以治愈吗?

目前糖尿病仍然不能根治，但通过良好的自我管理，在医务人员的指导下正确治疗，将血糖控制在合理的范围内，糖尿病患者的生活质量和寿命也可以不受影响。

3. 糖尿病会遗传吗?

糖尿病患者的子女得糖尿病的风险相对较高，但如果采取健康的生活方式，也可以预防或延缓糖尿病的发生。

4. 吃药好还是打针好?

目前常用的降糖药包括口服降糖药和注射用降糖药两种类型，各有优缺点，医生会根据患者的年龄、体重、肝肾功能、血压、血脂、胰岛功能以及其他伴随症状或疾病等选择适合的药物。

5. 可以吃水果吗?

如果血糖控制欠佳，用黄瓜和西红柿代替水果；如果空腹血糖 < 7 mmol/L，餐后 2 小时血糖 < 10 mmol/L，糖化血红蛋白在 7% 以内，每天可选择 100~200 g 水果，如草莓、李子、柚子、葡萄、菠萝、樱桃、橘子、苹果、梨、西瓜等；荔枝、桂圆、香蕉、大枣等水果含糖较高，需谨慎食用。建议在两餐之间吃水果，每次不超过 100 g，并且适当减少下一餐主食的分量（如 150 g 苹果或梨，约等于 25 g 大米）。

6. 可以吃土豆、芋头等含淀粉的根茎类食物吗？

土豆、芋头、淮山、莲藕、菱角等食物含碳水化合物（糖类），可以当主食吃，也就是吃了以上食物，需要减少其他主食的分量（如 100 g 土豆或红薯，约等于 25 g 大米）。

7. 无糖食品真的无糖吗？

无糖饼干、无糖藕粉、无糖月饼、无糖沙琪玛等食品只是没有添加蔗糖，但原材料仍含有碳水化合物，同样会影响血糖，因此不能随意多吃。

8. 不甜的食品可以多吃吗？

瓜子、花生、核桃等坚果含脂肪较多，不宜多吃，其热量应算在每天所食的总热量之内（25 g 带壳的瓜子或者 15 粒花生米，约等于 25 g 大米的热量）。

9. 可以喝酒吗？

不推荐糖尿病患者喝酒。如果喝酒，女性一天饮酒的酒精量不超过 15 g，男性不超过 25 g（15 g 酒精相当于 350 mL 啤酒、150 mL 葡萄酒或 45 mL 蒸馏酒）。每周不超过 2 次。应避免空腹饮酒，饮酒时应该先吃点主食，警惕饮酒诱发低血糖。

骨质疏松症

关键词：骨折；腰痛；骨痛；骨密度；骨强度

一、什么是骨质疏松症

1.定义

骨质疏松症是一种以骨量减少，骨组织微结构破坏，骨骼脆性增加和易发生骨折为特点的全身性骨病，是绝经后女性及老年人常见病、多发病，骨质疏松性骨折也是老年人致残、致死的主要原因之一。

2.表现

（1）疼痛：腰背疼痛或周身骨骼疼痛，负荷加重时疼痛加重或活动受限，严重时翻身、起坐及行走有困难。

（2）脊柱变形：身高缩短和驼背、脊柱畸形和伸展受限。

（3）脆性骨折：又称低能量骨折或非暴力骨折，如行走时跌倒、轻微碰撞即摔倒，或因其他日常活动而发生的骨折。胸、腰椎、髋部、桡、尺骨远端和肱骨近端为常见骨折部位，其中脊柱压缩骨折是最常见的骨质疏松性骨折，易漏诊或误诊为腰背肌劳损。

二、得了骨质疏松症怎么办

1. 如何治疗骨质疏松症

骨质疏松症的治疗措施包括基础措施、药物干预和康复治疗。

2. 健康指导

（1）饮食指导：骨质疏松症老年人应该吃富含钙、低盐和适量蛋白质的均衡膳食，如海产品、豆制品、乳制品、蔬菜、坚果，以及其他添加了钙的食品等，补充充足维生素，减少腌制食物，戒烟，限酒，避免过量饮用咖啡和碳酸饮料。

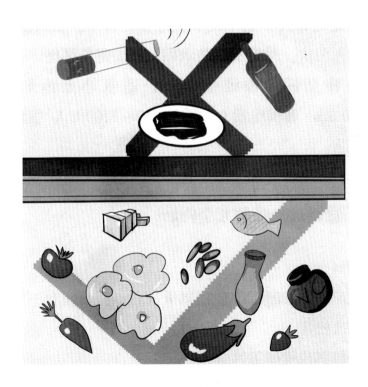

（2）运动指导：适合骨质疏松症老年人的运动方式包括负重运动及抗阻运动，推荐规律的负重及肌肉力量练习，以减少跌倒和骨折风险。此外，散步、慢跑、打太极拳、瑜伽、舞蹈和乒乓球等有氧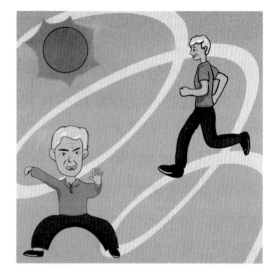运动也适合老年人。但运动要循序渐进，量力而行，持之以恒。

（3）充足日照：上午 11:00 到下午 3:00，晒太阳 15～30 分钟，每周两次，尽量不涂防晒霜，但要避免晒伤。

（4）补充钙剂和维生素 D：适量补充钙剂（每天 500～600 mg）和维生素 D（每天 800～1200 U），慎用影响骨代谢的药物。

三、关于骨质疏松症的几个问题

1. 如何诊断骨质疏松症？

骨质疏松的诊断标准包括以下 3 点，符合任意一条都可诊断为骨质疏松症。

（1）髋部或椎体脆性骨折。

（2）双能 X 线吸收检测法（DXA）中轴骨骨密度或桡骨

远端 1/3 骨密度 T^- 值 ≤ −2.5。

（3）骨密度测量符合低骨量（−2.5 ＜ T^- ＜ −1.0）和肱骨近端骨盆或前臂远端脆性骨折。

2. 什么是骨密度？

目前尚无直接测量骨强度的方法，常采用骨密度测定作为定量指标。骨密度是指单位体积或面积的骨质量，DXA 是目前国际公认的骨密度检查方法，其测定值可作为骨质疏松症诊断的金标准，通常用 T^- 值表示，T^- 值 = 实测值 − 同种族同性别正常青年人峰值骨密度）/ 同种族同性别正常青年人峰值骨密度的标准差。

3. 哪些人要做骨密度检查？

65 岁以上女性和 70 岁以上男性；或 65 岁以下女性和 70 岁以下男性，有一个或多个骨质疏松症危险因素，如骨质疏松症家族史，体重过轻，吸烟或酗酒，每天运动量少于 30 分钟，患类风湿关节炎、甲亢或甲状旁腺功能亢进（简称甲旁亢）等疾病，服用类固醇激素连续超过 3 个月，在 45 岁之前停经的女性等。

4. 为什么要晒太阳？

晒太阳是利用日光进行的一种锻炼，可使身体发热，促进血液循环和新陈代谢，有利于生长发育，增强人体活动功能。另外，阳光还能够促进体内活性维生素 D 的生成，预防骨质疏松。

5. 治疗骨质疏松的药物有哪些?

治疗骨质疏松的药物主要有双膦酸盐（阿仑膦酸钠、利塞膦酸钠、唑来膦酸钠、伊班膦酸钠）、降钙素（鲑鱼降钙素、依降钙素）、地舒单抗、重组人 PTH 片等。

6. 如何服用双磷酸盐?

阿仑膦酸钠和利塞膦酸钠应空腹服用，用 200～300 mL 温水送服，服药后 30 分钟内避免平卧，保持立位（站立或坐立），立位期间禁止进食牛奶、果汁等任何食品和药品。依替膦酸二钠应在两餐间服用，服药 2 小时内，避免进食高钙食品 (牛奶或奶制品)、含矿物质的维生素、抗酸药。另外，本品应该间断、周期性服药，即服药两周，停药 11 周，然后再开始第 2 周期服药，停药期间可补充钙剂及维生素 D。

肥胖症

关键词：超重；肥胖；体重指数

一、什么是肥胖症

1. 定义

肥胖症是体重指数（BMI）超过正常的一种临床综合征，

包括中心性肥胖和内脏型肥胖。男性腰围≥ 90 cm，女性腰围≥ 85 cm 为成人中心型肥胖。人体成分检测结果提示内脏脂肪面积＞ 100 cm² 为内脏型肥胖。

2. 诊断

体重指数（kg/m²）= 体重（kg）÷ 身高²（m²）。

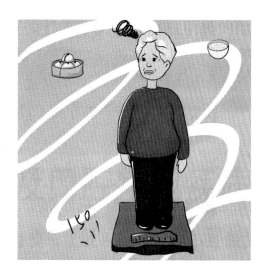

BMI ≤ 18.5 kg/m² 体重过低，18.6～23.9 kg/m² 为正常体重，24.0～27.9 kg/m² 为超重，≥ 28.0 kg/m² 为肥胖。如张先生身高 1.7 m，体重 85 kg，体重指数 =85 kg÷1.7² m²=29.41 kg/m²，因此张先生属于肥胖。

3. 原因

遗传、进食过量和体力活动过少是发生肥胖的主要原因。

4. 危害

超重或肥胖可增加多种成人慢性疾病的风险，不仅导致严重的心脑血管疾病、内分泌代谢紊乱，还可能引起呼吸、消化、运动系统障碍，并与多种恶性肿瘤的发生有关。

二、得了肥胖症怎么办

1. 如何治疗肥胖症

饮食、运动及生活方式干预是肥胖症的首选治疗方式。

2. 健康指导

（1）合理膳食：肥胖症患者应控制进食速度、足量饮水、避免暴饮暴食、减少在外就餐、减少高糖、高脂肪、高盐食物的摄入。每天进食200～250 g谷薯类、100 g左右鱼禽畜肉、300 mL液态奶或者相当量的奶制品、1个鸡蛋、500 g左右蔬菜，采用煮、煨、炖、烤和微波加热的烹调方法。每天记录体重、饮食及运动情况。

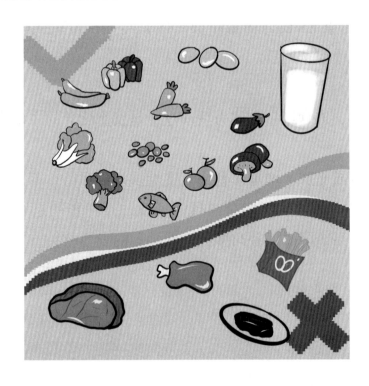

（2）加强体力活动与锻炼：

·改变生活习惯，创造活动机会，如短途出行选择步行或骑自行车，提前一站下车等；尽量减少静坐（如看电视、看书或写字等）的时间，也可在静态生活间穿插一些做操或家务劳动等体力活动。

·每天安排一定时间进行中等强度的体力活动，如快走、慢跑、广场舞、打太极拳、骑车、乒乓球、羽毛球和高尔夫球等，可在专业人员的指导下进行适当强度的阻抗运动，运动时每分钟达 100～120 次或自己可承受的心率。

·运动量应循序渐进，由小运动量开始，但每次活动时间最好不少于 10 分钟，每天活动的总时间可以累加。

·当出现头疼、眩晕、心率明显加快、胸闷、胸痛、呼吸困难、出冷汗、身体任何一部分突然疼痛或麻木、一过性失明或失语等症状时应立即停止运动。

·运动前后的热身、拉伸，以及逐步增加运动负荷有助于确保坚持训练计划和避免受伤。

三、关于肥胖症的几个问题

1. 体重下降多少合适？

体重下降 5%～15% 或更多可以显著改善胰岛素抵抗、高血糖、高血压、血脂异常等代谢异常，降低 2 型糖尿病、心血管疾病、代谢相关脂肪性肝病、多囊卵巢综合征等多种超重或肥胖相关疾病风险。因此，老年人应该与医生一起制定合适的体重管理目标，如果 3 个月内体重下降小于 5%，应该调整减重方案。

2. 是否需要应用减肥药物?

肥胖患者经生活方式干预后未达到治疗目标，可考虑配合药物辅助治疗，目前在国内获准临床应用的减肥药物只有奥利司他，其他药物仍需要更多的循证依据。

泌尿生殖系统常见疾病

老年人健康科普手册

前列腺增生

关键词：尿频；排尿困难；尿不尽感

一、什么是前列腺增生

1.定义

前列腺增生是中老年男性常见的排尿障碍性疾病。

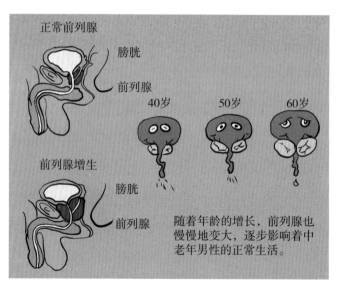

正常前列腺
膀胱
前列腺
40岁　50岁　60岁

前列腺增生
膀胱
前列腺

随着年龄的增长，前列腺也慢慢地变大，逐步影响着中老年男性的正常生活。

2.表现

主要临床表现为不同形式的下尿路症状，包括储尿期症状、排尿期症状及排尿后症状。储尿期症状包括尿频、尿急、尿失禁及夜尿增多等；排尿期症状包括排尿踌躇、排尿困难及排尿间断等；排尿后症状包括排尿不尽、尿后滴沥等（表6-1）。

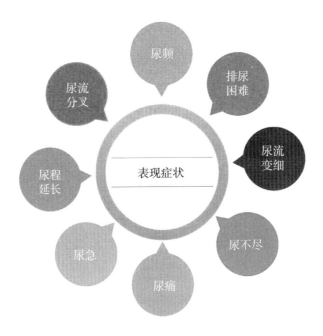

3. 特点

前列腺增生的发生必须具备年龄的增长和有功能的睾丸两个条件，其发病率随着年龄的增长而增加，一般发生在40岁以后，60岁男性发病率大于50%，80岁以后高达83%。随着年龄的增长，尿频、尿急、排尿困难等下尿路症状也越明显。

4. 危害

前列腺增生可引起尿路感染、诱发疝气、导致膀胱结石，还可引起尿潴留、尿失禁、肾功能不全，甚至引起双侧肾积水，严重时出现尿毒症。

表6-1　国际前列腺症状评分表（IPSS）

在最近的一个月，您是否有以下症状？	无	在5次排尿中					症状评分
		少于1次	少于半数	大约半数	多于半数	几乎每次	
是否经常有尿不尽感？	0	1	2	3	4	5	
2次排尿间隔是否经常小于2小时？	0	1	2	3	4	5	
是否曾经有间断性排尿？	0	1	2	3	4	5	
是否有排尿不能等待的现象？	0	1	2	3	4	5	
是否有尿线变细现象？	0	1	2	3	4	5	
是否需要用力及使劲才能开始排尿？	0	1	2	3	4	5	
从入睡到早起一般需要起来排尿几次？	没有 0	1次 1	2次 2	3次 3	4次 4	5次 5	
症状评分=							
总分0～35分：轻度症状0～7分；中度症状8～19分；重度症状20～35分							

二、得了前列腺增生怎么办

1. 如何预防

（1）调整行为习惯：规律生活作息；避免习惯性憋尿、二次排尿和挤压尿道。

（2）加强体育锻炼、控制体重。

（3）饮食调整：改变不良饮食习惯，戒烟，避免咖啡因、酒、辛辣食物摄入；酒和咖啡具有利尿和刺激作用，可以引起尿量增多、尿频、尿急等症状。

（4）防止受寒：秋冬季节天气寒冷，可能加重尿频、尿急等症状，因此应该注意防寒保暖。

（5）按摩保健：可以在医生的指导或帮助下按摩前列腺处，以促进前列腺液的排出、减少刺激和充血。

2. 如何治疗

轻度的前列腺增生，无症状或症状很轻，特别是患者生活质量未受到下尿路症状明显影响时，无须特殊治疗，但应定期每年去医院检查。患者可通过改变生活习惯促进疾病康复，如

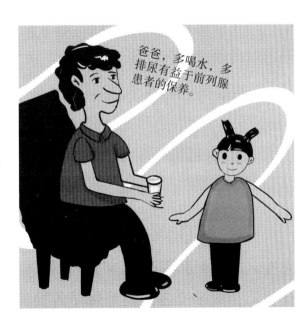

爸爸，多喝水，多排尿有益于前列腺患者的保养。

加强体育锻炼、戒烟限酒、避免过量饮水、进行膀胱训练、优化排尿习惯等。对于中重度症状较严重的患者，尤其是日常生活质量受到严重影响时，应及时就医，根据医生建议进行药物或手术治疗。

3. 健康指导

（1）饮食方面，避免过度饮水和睡前大量饮水，清淡饮食，注意戒烟限酒，忌辛辣刺激、油腻的食物，避免咖啡因、酒等液体的摄入。

（2）加强体育锻炼，控制体重。

（3）尿频症状明显的患者可进行适当憋尿，以增加膀胱容量和排尿间歇时间。

（4）加强凯格尔运动在内的盆底肌训练可以改善尿频、尿急、尿失禁等症状。

（5）可进行收腹提肛操，随着自主呼吸，吸气时收小腹、缩紧肛门保持3秒，呼气时放松，连续做100次，上午、下午各做一遍。姿势不受限制，如站、坐、卧均可。

三、关于前列腺增生的几个问题

1. 前列腺增生可以手术治疗吗？

对于中重度下尿路症状明显（反复尿潴留、反复血尿、继发性上尿路积水等），尤其是该病已明显影响生活质量的患者、药物治疗效果不佳或拒绝接受药物治疗的患者可以采取手术治疗。

2. 前列腺增生只用药物可以完全治愈吗?

不能。

3. 前列腺增生可以吃哪些药物改善?

前列腺增生的药物选择性多样，目前应用的药物包括：①坦索罗辛、赛洛多辛等高选择性受体阻滞剂；②非那雄胺、度他雄胺等 5α 还原酶抑制剂；③米拉贝隆等受体激动剂；④中药对治疗前列腺增生也有一定临床疗效。

压力性尿失禁

关键词：尿液不自主流；漏尿

一、什么是压力性尿失禁

1. 定义

压力性尿失禁是指打喷嚏、咳嗽或运动等腹压增高时出现尿液不自主的自尿道外口漏出。

2. 表现

咳嗽、打喷嚏、大笑、跳跃、走路等时尿液不自主漏出，停止动作后漏尿停止。

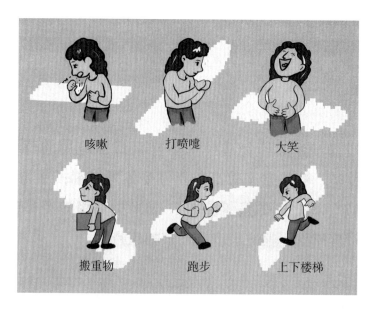

咳嗽　　　　打喷嚏　　　　大笑

搬重物　　　　跑步　　　　上下楼梯

3. 特点

尿失禁是女性常见的泌尿系疾病，23%～45% 的女性有不同程度的尿失禁；我国女性压力性尿失禁的患病率为 18.9%，在 50～59 岁年龄段发病率最高。影响压力性尿失禁的发病因素较多，包括年龄、生育次数、分娩方式、盆腔脏器脱垂、肥胖、吸烟等。

4. 危害

患者漏尿后，常伴下体潮湿、异味等，严重影响女性外出、日常社交等活动；且患者因漏尿经常需要垫尿垫、可能导致会阴部皮肤瘙痒，出现炎症，还可以引起妇科、泌尿系统感染。该疾病虽对患者无致命伤害，但大部分压力性尿失禁患者多伴不同程度的焦虑、抑郁、烦躁等心理，甚至存在自杀倾向，对其心理健康造成较大伤害。

二、得了压力性尿失禁怎么办

1. 如何预防

（1）调整饮食习惯：多食富含膳食纤维的食物，如谷物、大豆、水果、蔬菜，防止便秘。

（2）养成良好的生活习惯，控制体重、戒烟。

（3）减少腹部压力：不穿过紧的衣物，避免过度运动、习惯性憋尿等。

（4）每天喝水时遵循"少量多次"的原则，避免一次性大量饮水。

（5）日常积极进行盆底肌功能训练（凯格尔训练等）。

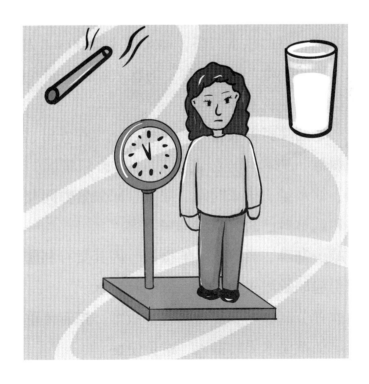

2. 如何治疗

压力性尿失禁通常建议采用非手术治疗手段，包括生活方式干预、盆底肌训练、电刺激疗法和药物治疗。当非手术治疗或药物治疗效果不佳时可考虑手术治疗。

盆底肌肉训练是指通过自主、反复的盆底肌肉群收缩和舒张，改善盆底功能，提高尿道稳定性，可参照以下方法实施：持续性收缩盆底肌（提肛运动）2~6秒，松弛休息2~6秒，如此反复10~15次，每天训练3~8组，持续8周或更长时间。

药物治疗主要是通过增加尿道闭合压，提高尿道关闭功能。常见药物包括度洛西汀、雌激素、盐酸米多君等。

3. 健康指导

（1）养成良好的饮水习惯，每天饮水2000 mL左右（4瓶矿泉水），且应遵循"少量多次"的饮水原则；避免一次性大量饮水、夜间过量饮水等习惯。

（2）一定要注意养成良好的排尿习惯，在外出、睡前、晨起时进行排尿。患者可连续记录72小时排尿情况，包括每次饮水时间、饮水量、排尿时间、尿量、尿失禁时间及伴随症状等，观察和调整自己的饮水和排尿习惯。

（3）减少咖啡、酒等饮品的摄入，因其具有利尿和刺激作用，可以引起尿量增多、尿频、尿急等症状。

（4）饮食节制，不要暴饮暴食，戒烟，控制体重至正常范围，适当增加蔬菜水果的摄入，避免便秘。

（5）积极主动进行凯格尔运动（收缩肛门运动）、臀桥运动、深蹲等锻炼盆底肌收缩功能。

三、关于压力性尿失禁的几个问题

1. 压力性尿失禁能自愈吗？

老年性的压力性尿失禁，由于功能的退化，这是自然的病变，所以这种情况下很难自行愈合。

2. 压力性尿失禁吃什么药？

目前临床上主流推荐应用度洛西汀、口服雌激素或盐酸米多君等药物，但用药期间应注意不良反应的观察和记录，并推荐建立 72 小时排尿日记以便于观察病情改善情况。

3. 压力性尿失禁可以手术吗？

中重度尿失禁可以进行手术治疗，手术方式属于微创手术，绝大多数人手术后可以得到改善，但也有极少数会出现并发症。

膀胱癌

关键词：间歇性无痛性全程肉眼血尿；镜下血尿；尿频；尿急；尿痛

一、什么是膀胱癌

1.定义

膀胱癌是指发生在膀胱黏膜上的恶性肿瘤，是泌尿系统最常见的恶性肿瘤，也是全身十大常见肿瘤之一。

2.特点

膀胱癌可发生于任何年龄，甚至于儿童。其发病率随年龄增长而增加，高发年龄 50～70 岁，男性膀胱癌发病率为女性的 3～4 倍。

3.危害

全身损害、排尿障碍、转移症状、疼痛、不育。

4.表现

（1）最初的表现是血尿，通常表现为无痛性、间歇性、肉眼全程血尿，血尿可能仅出现 1 次或持续 1 天至数天，可自行减轻或停止。

（2）有些患者可能在相隔若干时间后再次出现血尿。血尿的染色由浅红色至深褐色，常为暗红色，有患者将其描述为洗

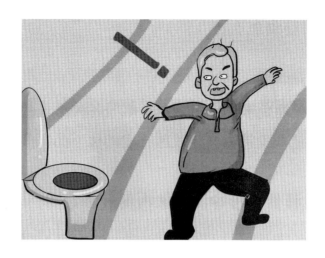

肉水样、茶水样。

（3）有 10% 的膀胱癌患者可首先出现膀胱刺激症状，表现为尿频、尿急、尿痛和排尿困难，而患者无明显的肉眼血尿。

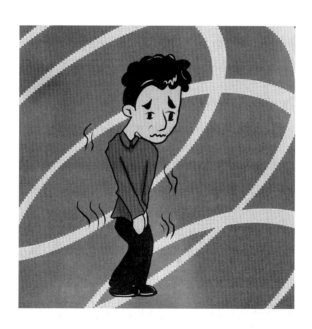

二、得了膀胱癌怎么办

1. 如何预防

（1）尽量避免吸烟，包括电子烟等各种形式的吸烟。

（2）尽量减少接触会导致膀胱癌的化学品，如颜料、染发剂等。

（3）大量饮水可冲洗膀胱内的有害物质，可降低患癌风险。

（4）保持健康的生活方式、合理的饮食结构、良好的心态。

2. 如何治疗

可根据医生的指导先进行支持治疗缓解症状，控制感染，待身体情况允许后再进行下一步治疗。

根据不同的肿瘤类型可采用不同的手术方式，转移性膀胱癌以化疗为主。

晚期膀胱癌以稳定病情、减轻痛苦、延长生命为主。

3. 健康指导

（1）多吃新鲜蔬菜和水果。新鲜蔬菜和水果中含有丰富的维生素和微量元素，可以分解体内的致癌物质亚硝基胺。尽量少吃肉类食品。

（2）戒烟。有吸烟习惯者，要尽快戒烟，香烟中含有多种致癌物。

（3）适当增加饮水量，有利于预防膀胱癌，应每天保证8

杯水。

（4）多参加体育锻炼。平时多参加体育锻炼，可以增强体质，提高机体免疫力。

（5）增强自我防护意识，有任何异常征象，如血尿、尿频、尿急、尿痛等应提高警惕，及时到医院检查。

三、关于膀胱癌的几个问题

1. 膀胱癌能治好吗？

由于每个人的病重程度不同、个人体质不同，膀胱癌是否可以治好也是不一样的，一般来说，如果膀胱癌是早期，并且及时发现，是可以通过手术方法治疗的，如果癌症已经是晚期，一般是不会完全被治愈的。

2. 膀胱癌能活多久？

具体存活时间是不确定的，从几个月到几年不等，早期膀胱癌尽早发现尽早治疗预后较好，如果是晚期的疾病，恶性程度比较高，生存时间相对较短，5 年以上的存活率非常低。

3. 膀胱癌手术后能活多久？

早期膀胱癌手术以后能够终身存活。对晚期膀胱癌通过化疗及手术治疗，生存时间还是较可观的。

慢性肾脏病

关键词：水肿；蛋白尿；血尿；肾功能异常；高血压

一、什么是慢性肾脏病

1. 定义

由多种病因引起尿检异常、肾脏活检病理异常（病理学检查）或肾脏结构异常（影像学检查），或者无上述表现仅肾功能异常（血生化检查）超过 3 个月以上为慢性肾脏病。

2. 特点

慢性肾脏病患者早期常无特殊表现，也可能表现为不同程度水肿、泡沫尿、血压升高、面色苍白、乏力等，在原发病（如糖尿病、高血压、系统性红斑狼疮、痛风、泌尿系结石、肾积水、慢性肾炎等）未控制或其他特殊情况下（如呕吐、腹泻、心力衰竭、感染、外伤、肾损性药物、心脑血管意外、大剂量造影剂等）可发生肾功能急剧恶化，或病情迁延多年逐渐进展，最终可发展至终末期肾病即尿毒症，终末期肾病常有水肿、血压高、食欲减退、恶心呕吐、乏力、面色苍白、尿量减少，甚至胸闷、气促、心功能不全等临床表现。

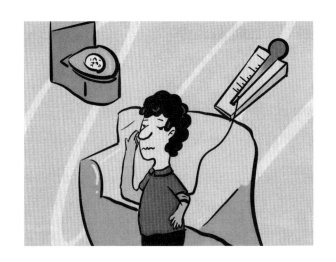

3. 危害

肾功能急剧恶化或缓慢加重导致肾衰竭时，可能需要临时或长期血液透析或腹膜透析治疗，如果未能及时救治可危及生命。

4. 表现

既往有急慢性肾炎、间质性肾炎、糖尿病、高血压、系统性红斑狼疮、痛风、肾结石、肾积水、多发性骨髓瘤、孤立肾、多囊肾、长期服用非甾体止痛药、肾毒性药物等病史的患者应定期进行尿液常规检查及肾功能检查，警惕慢性肾脏病发生。

如出现水肿、持续泡沫尿、肉眼血尿、腰痛、面色苍白、乏力、尿量减少、明显夜尿增多、排尿困难，不明原因（除消化道疾病外）的恶心、呕吐、食欲不振等，需及时就诊肾内科或泌尿外科，排除或明确是否存在慢性肾脏病。

二、得了慢性肾脏病怎么办

1. 如何预防

控制原发病（如慢性肾炎、糖尿病、高血压、系统性红斑狼疮、痛风、肾积水等）；去除或及时处理可能的加重因素（如剧烈呕吐、腹泻、心力衰竭、感染、外伤、肾损性药物、心脑血管意外、大剂量造影剂等）；定期进行尿液常规检查及肾功能检查；避免过度劳累、上呼吸道感染，避免长期服用肾毒性药物等。

2. 如何治疗

根据不同病因，在不同专科进行原发病治疗，一旦发现尿检和（或）肾功能异常则应到肾内科和（或）泌尿外科专科就诊，在肾内科或泌尿外科医生指导下诊治并定期复查随诊，根据不同肾功能情况采取不同的治疗措施。

3. 健康指导

（1）一般治疗：原发病的治疗；对症治疗如根据病情解除尿路梗阻，有效控制血糖与血压等，延缓肾功能恶化。

（2）饮食：绝大部分慢性肾脏病患者可以正常饮食，以均衡饮食为佳。血压正常者每天盐的摄入量保持在 5 g 左右，高血压及高度水肿者需将盐摄入量控制在 3 g 以下（最好在营养师的指导下控制盐的摄入量）。肾功能有损害的患者以"量出为入"的原则摄入含有必需氨基酸的动物蛋白质为主，必须强调的是肾功能不全患者并非完全禁止植物蛋白质摄入，即应根据肾小球滤过率采取低蛋白饮食，根据每天蛋白质摄入总体情况补充瘦肉、鱼类等动物性蛋白，根据病情可食用一定量大豆类食品（黄豆、黑豆、青豆及制品）。

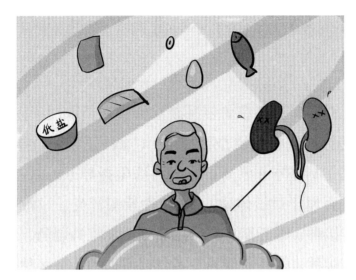

（3）运动：慢性肾脏病患者应在运动前适当评估身体状况，特别要评估心功能状况，选择合适的运动方式和运动量。对终末期肾病（包括血液透析和腹膜透析）患者每周 3 次或 3 次以上低至中等强度的有氧运动是安全有效的，运动形式以步行、太极拳等锻炼方式为主，运动量要循序渐进或以 1：1 运动和休息比例分段累积运动持续时间。

（4）生活习惯：普通工作生活一般不受影响，避免劳累、熬夜、感冒等。严重水肿者一般需卧床休息，水肿消退后再恢复正常工作与生活。严重肾功能损害合并心肺功能不全患者要避免重体力劳动。

（5）心理：慢性肾脏病患者要适当调整心态，积极参加正常的社交活动，尽自己可能回归社会、服务社会，提高生活品质。

三、关于慢性肾脏病的几个问题

1.慢性肾脏病患者可以接种新冠肺炎疫苗吗?

不同慢性肾脏病患者接种新冠肺炎疫苗取决于以下情况：①疾病是否控制？病情是否稳定？（尿检正常、肾功能正常、病情活动指标基本正常者，在专科医生指导下可以考虑接种）②自身是否属于过敏体质？（过敏性紫癜肾炎、过敏相关性肾病者不宜接种）③近期正在使用激素或免疫抑制药、细胞毒药物者不宜接种。④肾功能异常者建议不采用预防接种。

2.慢性肾脏病患者可以喝牛奶吗?

如没有严重水肿、牛奶过敏、乳糖不耐受，原则上可以将牛奶作为补充优质蛋白的常规手段。

3.慢性肾脏病患者能吃辣椒吗?

绝大多数慢性肾脏病患者对辣椒无绝对禁忌，在胃黏膜能耐受的情况下根据个人生活习惯可适当吃辣。但不要吃油辣、咸辣。在服用对胃黏膜有损害的药物的同时不要吃过多辣椒食品。

4.慢性肾脏病患者能吃螃蟹吗?

病情控制稳定，蛋白尿和肾功能正常，特别是血尿酸基本正常时，可以根据个人生活习惯与爱好适当吃螃蟹，强调不宜多吃。

5. 得了肾炎就必须服用激素吗?

服用激素是免疫治疗的一种方式,不是所有的肾炎或慢性肾脏病患者都要服用激素。肾内科医生一定会根据病因、病种及蛋白尿、肾功能、肾穿刺病理结果等情况综合考虑是否需要服用激素。特别值得提醒的是,激素使用的剂量、疗程一定要遵医嘱,否则后果严重。

宫颈癌

关键词:阴道出血;白带异常;月经异常;恶性肿瘤

一、什么是宫颈癌

1. 定义

原发于子宫颈部位的恶性肿瘤。

2. 特点

早期宫颈癌可以没有明显症状,多通过筛查发现;随着疾病的进展,患者可出现性生活或妇科检查后阴道出血或血性白带,也可表现经期延长、经量增多等;老年患者多表现为绝经后阴道流血,也可以有异常阴道排液;晚期可有肿瘤压迫、侵犯周围脏器的表现，如尿频、尿急、肛门坠胀感、下腹部肿痛等，也可有大量米汤样或脓性恶臭的阴道分泌物。肿瘤终末期可出现消瘦、贫血、大小便困难、乏力、阴道大出血等症状。

3. 原因

分子流行病学研究已明确显示，高危型人乳头瘤病毒（HPV）的持续感染与宫颈癌的发生紧密相关，从高危 HPV 感染到癌症的发生，通常需要 15～20 年，发病原因明确，又有如此漫长的自然进程和癌前期，使得宫颈癌成为唯一可能被预防的癌症。因此，如出现性生活后或妇科检查后阴道出血，或绝经后阴道出血，阴道分泌物异常，应高度警惕，及时就诊妇科。

4. 危害

宫颈癌是严重威胁妇女健康的主要疾病之一，是常见的妇科恶性肿瘤，发病率和死亡率在女性恶性肿瘤中均位居第四，如未得到及时诊治可危及生命。

二、得了宫颈癌怎么办

1. 如何预防

宫颈癌一级预防是指接种 HPV 疫苗，特别是从未感染过 HPV 的青少年女性，能使接种者免于 HPV 感染，从而避免罹患宫颈癌前病变和宫颈癌；宫颈癌二级预防是指对适龄妇女进行宫颈癌筛查，特别是无症状、有患宫颈癌风险的妇女进行筛查。另外，改善生活方式，注意生殖道健康与卫生，避免不洁性生活，减少性伴侣、戒烟、运动、增强抵抗力也能预防宫颈疾病。

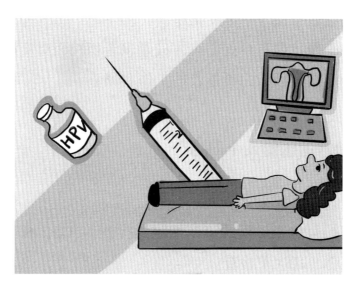

2. 如何治疗

及时就诊妇科，选择合适的治疗方案，定期复查随访。

妇科及肿瘤科专科医生会根据患者的病理类型、肿瘤大小和发生扩散转移的情况，结合患者年龄、身体状况来选择合适的治疗方案。早期宫颈癌可以手术治疗，中晚期宫颈癌一般采用放化疗结合，免疫靶向治疗是目前治疗晚期复发性宫颈癌的新方法。

3. 健康指导

（1）饮食：营养支持可提高和巩固疗效。除补充优质蛋白质外，还可选择富含营养且能够提高免疫功能的香菇、黑木耳、蘑菇、胡萝卜等。

（2）运动：身体状况允许的情况下，可适当运动，帮助恢复机体功能，防止器官功能衰退。

（3）生活习惯：不熬夜、不吸烟、不酗酒。保持卫生洁净的生活环境，积极应对不良情绪。

（4）心理：保持良好心态，鼓励患者积极面对疾病，治疗间期和治疗结束后做力所能及的工作和家务。

三、关于宫颈癌的几个问题

1. 宫颈癌一般做哪些筛查？

常规妇科检查、宫颈液基细胞学检查（TCT）和高危人乳头瘤状病毒（HPV）检查。

2. 中老年女性什么时候应该做宫颈癌筛查？

推荐 25 岁以上的妇女或者有性生活 3 年以上的妇女开始定期体检与子宫颈防癌筛查；对于绝经后的妇女，如果 HPV、细胞学联合检测均阴性，每 5 年重复筛查；如果单独行细胞学检查，每 3 年检查 1 次也是可行的，不必每年均检查，对于既往筛查充分，结果均阴性，且没有子宫颈高级别病变的患者，65 岁以后可以不再进行宫颈癌筛查。如出现接触性出血、绝经后阴道出血、阴道异常分泌物应及时妇科就诊。

3. 宫颈癌手术后有哪些注意事项？

加强营养，注意伤口护理，注意会阴部清洁卫生，适度运动，必要时可辅助中医中药治疗。

4. 宫颈癌放化疗后有哪些注意事项？

放化疗可能引起恶心呕吐、骨髓抑制（白细胞、红细胞及血小板减少）、脱发、腹泻等症状。除加强营养、对症处理外，可遵医嘱辅助药物治疗。

5. 晚期宫颈癌如何护理？

长期卧床者应定期翻身防治压疮，做好皮肤卫生；体弱者可在床上进行被动运动，防止肌肉萎缩、坠积性肺炎等。

7

骨关节运动系统常见疾病

老年人健康科普手册

膝骨关节炎

关键词：关节疼痛；功能障碍；骨质增生

一、什么是膝骨关节炎

1.定义

膝骨关节炎主要是以关节软骨的退行性病变和继发性骨质增生为主要改变的一种疾病，实际并不是感染性骨关节炎症，因此，骨关节炎又称退行性关节炎、老年性关节炎。它好发于负重关节及活动量较多的关节，如颈椎、腰椎、髋、膝关节等。其中，膝关节是人体中最大最复杂的关节，也是"最累"的关节，因此是骨关节炎中的好发部位。据调查显示，我国膝

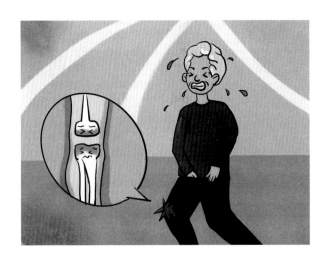

骨关节炎的患病率高达 8.1%，女性高于男性；呈现明显的地域差异，西南地区和西北地区最高，华北和沿海地区相对较低；农村高于城市；山区高于平原。

2. 表现

（1）疼痛：膝骨关节炎早期的疼痛多为"初动痛"，即刚开始活动时痛，活动片刻后缓解，但活动过多后，疼痛又加剧，休息后又缓解，周而复始，经久不愈。

（2）关节肿胀：关节内滑膜增生或积液引起关节肿胀，早期不明显，常因着凉或轻微外伤后出现，晚期可有持续性肿胀。

（3）功能障碍和畸形：关节内软骨损伤、骨质增生、滑膜增生，导致膝关节活动受限，不能完全屈曲或伸直，晚期甚至不能下蹲上厕所等。随着病情发展，膝关节会出现结构畸形，如屈曲畸形，X 形腿或 O 形腿。

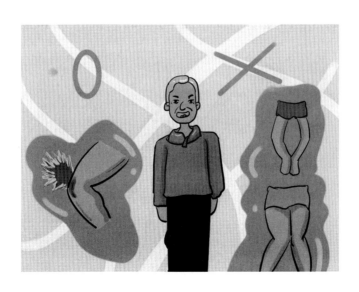

（4）X线摄影检查为膝骨关节炎诊断、分类、分期的"金标准"，是影像学检查的首选方式，膝骨关节炎有三大典型影像学表现：受累关节非对称性关节间隙变窄，软骨下硬化和（或）囊变，关节边缘骨赘形成。

3. 高风险人群

（1）中老年人：这是由于人在中年后，肌肉、神经功能减退，对关节的保护能力减弱，运动协调能力减弱，关节容易受伤。另外，骨和关节软骨随着年龄的增长，成分发生改变，导致其弹性和韧性均变差，易磨损。

（2）绝经前后的妇女：由于雌激素水平的下降，围绝经期的妇女易发生骨质疏松，导致骨承受压力的耐受性减小，易磨损。

（3）肥胖：体重增加势必会加重关节面的负担，导致关节软骨加速磨损和老化。

（4）某种职业、文化和生活习惯的人群：关节过度使用或

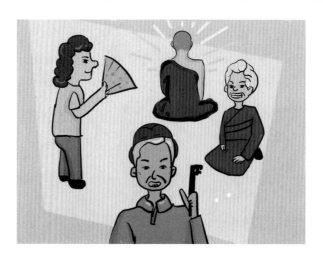

损伤的人群，如建筑工人、僧人、舞蹈演员等。

（5）膝关节有创伤史的人群。

二、得了膝骨关节炎怎么办

膝骨关节炎像机器零件磨损一样，无法避免，但我们可以通过一些方法延缓关节磨损的进程。任何强化骨质，保护关节，避免关节受损的措施都是延缓膝骨关节炎发生发展的方法。

1. 食有选择

（1）三多原则：

·多食富含蛋白质、钙、胶原蛋白、异黄酮的食物，如奶制品、豆制品、鸡蛋、鱼虾、海带、黑木耳、牛蹄筋等，这既可以预防骨质疏松，又能促进关节滑液的产生，使骨骼更好地进行代谢，还可以减轻疼痛症状。

·多食含硫的食物，如芦笋、大蒜、洋葱等。骨骼、软骨和结缔组织的修复与重建都需要以硫为原料，除此以外，它可以促进钙的吸收。

·多食富含维生素、胡萝卜素、黄酮类的食物，如亚麻籽、稻米麸、燕麦麸等。

（2）二禁原则：

·禁吸烟：吸烟会使体内氧供减少，使器官包括骨骼关节肌肉处于相对缺氧状态，导致受损的软骨加速损伤和退化。

·禁饮酒、咖啡及浓茶：饮酒、咖啡及浓茶会导致人体钙的流失，继而加剧骨质疏松，加速骨关节面的磨损。

（3）一少原则：少吃茄属蔬菜，如西红柿、土豆、茄子等，这类食物中含有的生物碱可能使骨关节炎症状加重。

2. 动有学问

（1）多活动少负重：避免长时间保持一种体位，要经常变换体位，防止膝关节固定一种姿势而局部负重过度。尽量减少关节的负重，以免加快关节病变的进程，如尽量减少上下楼梯、爬山、提重物、快跑、反复下蹲或跳跃、长时间跪坐劳动等，必要时可使用拐杖或手杖等辅助用具，以减轻关节负重。

（2）运动方式要有选择性：选择关节少负重或不负重的运动，如游泳、慢走、骑自行车等。游泳是对膝骨关节炎患者最有益的运动，水中的浮力可以减少体重对膝关节的压力，同时有助于强化患者心肺功能，提高肌肉耐力。

（3）运动时间有讲究：天气寒冷时我们不建议户外运动，寒冷的空气会使血管收缩，韧带弹性和关节灵活性降低，致使关节不稳定，易发生关节损伤、摔倒危险。建议寒冷天气时宜在室内运动，运动前要热身。

（4）运动量需个性化：适当运动最重要，以身体舒适、微有出汗为宜，身体一旦出现不舒服立刻停止，避免运动过多、过量而损伤关节，如若关节疼痛剧烈伴有肿胀，建议卧床休息。

3. 穿要"温暖"

冬天时戴护膝；夏天时风扇和空调不能对着吹；女性忌常年短裙飞扬；衣裤未干不穿着。

4. 居有讲究

居住环境避免阴冷、潮湿，应选择远离河流湖泊的地方居住，室内应保持干燥、温暖。

5. "重"要管理

肥胖者需减重，体重越大对膝关节的压力越大，会加速膝关节的损伤。

6. "专事"要"专人"

膝关节症状轻微时，除了以上日常注意事项外，也可通过专业人员行膝关节内注射药物、力量训练、口服止痛药及促软骨再生药、物理疗法来改善症状；但当膝关节症状加剧时，如疼痛影响睡眠和日常生活、局部肿胀持续不消退，或伴有明显膝关节畸形时，应及时去医院就诊，通过外科手术治疗。

三、关于膝骨关节炎的几个问题

1. 膝骨关节炎与天气有什么关系?

在刮风、下雨、下雪、寒潮等天气变化时，身体内分泌水平改变，关节周围血管收缩，膝关节内滑液分泌减少，关节摩擦加剧，从而引起疼痛加重。因此膝骨关节炎的患者可通过局部防寒保暖、热敷、泡脚或适当补充关节营养及使用活血化瘀的方法减轻疼痛。

2. 膝骨关节炎患者运动三大误区是什么？

（1）认为生命在于运动。自认为只要是锻炼，什么形式都可以，隔三岔五的去爬山或爬楼梯。事实上，这样的运动都是增加膝关节负担，使膝关节磨损加剧的运动，应尽量避免。

（2）认为只要是运动，就必定会加剧关节老化。老年人于是就"静以养生"，天天在家待着不活动，这样是不对的。适当的运动会增加膝关节滑液分泌，减轻疼痛，还可以增加膝关节活动度及周围肌肉力量，预防关节挛缩畸形和损伤。

（3）认为好不容易有时间练一次，就要练个够才痛快。突然的大量运动，尤其是膝关节负重锻炼会使膝关节磨损加剧，加速膝骨关节炎的发展。

3. 骨关节炎就是类风湿关节炎？

它们不是同一种疾病，类风湿关节炎是一种滑膜病变，而骨关节炎是一种骨与软骨病变的疾病；类风湿关节炎起病以多个、双侧小关节为主，如指关节、腕关节等，而骨关节炎多累及负重关节，如膝关节、髋关节、脊柱等；类风湿关节炎晨僵可达 1 小时以上，而骨关节炎不足半小时；抽血检查类风湿因子，类风湿关节炎患者可呈阳性，而骨关节炎患者则为阴性。

4. 膝骨关节炎是否可以冷、热敷？

可以的。冰敷会使局部血管收缩、降低组织新陈代谢，抑制炎性反应，对骨关节炎急性发作或发生肿胀时有较好的镇痛作用。在活动时发生膝关节疼痛，应立即休息，予以冰敷，抬高患肢，减少肿胀。在膝关节没有肿胀的情况下，运动前热敷可以软化韧带，促进滑液分泌，减少运动时发生扭伤的概率，同时也可以缓解晨僵的症状。需注意的是，冷热敷时，注意冰袋或热水袋需要包扎紧密，外包毛巾，不可直接放于肢体表面，热敷温度不可超过50℃，避免局部皮肤冻伤或烫伤。

老年人脆性骨折

关键词：骨质疏松；疼痛；脊柱；股骨近端；桡骨

一、什么是脆性骨折

1.定义

脆性骨折又称骨质疏松性骨折。由年龄、营养状态、内分泌改变等因素所致的骨质疏松，可导致身体在无外伤或轻微外伤的情况下出现骨骼断裂。轻微外伤是指在平地或从身体重心高度跌倒所引起的损伤。脆性骨折多发生在65岁以上的老年人群，可表现为骨折部位的疼痛、活动受限甚至瘫痪，它是骨质疏松症的严重后果。脆性骨折常见的类型有脊柱压缩性骨折、股骨近端骨折、桡骨远端骨折。

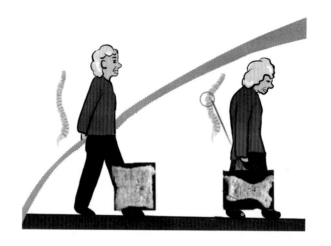

2. 特点

（1）骨质疏松症是老年人脆性骨折的始发因素，轻微外伤是诱发因素。

（2）与一般创伤性骨折相比，老年人脆性骨折愈合难度更大。

（3）发病群体集中在老年人，女性多于男性，绝经后的妇女最为常见。绝经后妇女约有 30% 的人患有骨质疏松症。

3. 危害

（1）疼痛：骨质疏松症本身可以引起局部或全身性骨痛，在脆性骨折发生的时候，可以出现难以耐受的急性剧烈疼痛。

（2）致残与致死：严重的脆性骨折，如脊柱骨折导致的截瘫，或是股骨近端骨折没有及时治疗导致的长期卧床，可能引发不同程度的并发症，如坠积性肺炎、呼吸衰竭、压疮和深静脉血栓等，严重者甚至危及生命。

（3）影响呼吸、消化功能：脊柱脆性骨折发生后，受压变形导致驼背，严重者挤压胸腹部影响呼吸和消化系统，可以出现胸闷、气短和消化不良等临床症状。

4. 高危因素

（1）高龄（＞70岁）。

（2）既往存在脆性骨折病史、父母存在相关病史。

（3）女性绝经、绝经年龄早（＜45岁）：雌激素缺乏，骨质疏松症高发。

（4）长期不健康的生活方式：吸烟、过量饮酒、缺乏锻炼、缺少日照、钙剂或者维生素D摄入不足等。

（5）低体重：体重指数（BMI）＜$20\,kg/m^2$。

（6）合并有影响骨量的慢性疾病，如糖尿病、甲状旁腺功能亢进症、雄激素抵抗综合征、风湿免疫性疾病、消化系统疾病、慢性肾脏疾病等。

（7）长期服用药物，如质子泵抑制剂、巴比妥类药物、化疗药物、皮质醇类激素等。

（8）跌倒，环境（地面湿滑、光线不足等）或者自身因素（年龄、行动能力下降等）引发的跌倒都有可能导致脆性骨折的发生。

二、得了脆性骨折怎么办

1. 一般处理

（1）谨防二次损伤：脆性骨折发生后需及时制动，科学搬运转院，以防骨折部位的反常活动导致二次损伤，加重原有损伤。

（2）在专业医生的指导下遵医嘱进行长期、规律的抗骨质疏松规范化治疗。

2. 如何就医

老年人有脆性骨折的高危因素者，在高度怀疑骨折的情况下应积极到医院内就诊。可就诊的科室有脊柱外科、骨科、急诊科、内分泌科以及康复科等，患者遵医嘱进行规范化的抗骨质疏松治疗，有条件进行保守治疗的患者可以在专业医生的指导下进行，有手术指征的患者可以选择行手术治疗。

3. 如何预防

（1）抗骨质疏松治疗是预防老年人脆性骨折的基础。

（2）调整生活方式，如：戒烟、戒酒、戒躁、保证营养均衡、适当补充钙剂和活性维生素 D_3 等。

（3）适当的皮肤日光浴，例如在阳光充足的地方进行太极拳、散步等身体锻炼。需要注意的是锻炼幅度不宜过大，避免跌倒。

（4）保护肝肾功能，这将有利于体内具有生物活性的维生素 D_3 的合成。

（5）积极治疗其他的合并疾病，如慢性消化道疾病、糖尿病、甲状旁腺功能亢进症等。

（6）定期进行骨密度检查，它是目前诊断骨质疏松和评价骨折风险的有效方法。

4. 健康指导

老年人脆性骨折患者在遵医嘱进行抗骨质疏松治疗、手术治疗的同时，还可以接受辅助治疗、运动锻炼、改善饮食结构等方式帮助后期康复。

（1）光照治疗：合理的日光浴有助于体内活性维生素 D_3 的产生，有助于改善钙质的吸收。

（2）改善饮食结构：清淡、低盐、低脂饮食可以减少体内钙的流失，富含蛋白质、维生素的食物如牛奶、豆类等均有利于骨折后的康复。

（3）康复训练：增强肌肉的练习、针对性的康复训练，如脊柱骨折患者卧床休息两周后可以开始主动地翻身练习，这有助于促进功能恢复，改善生活质量。

（4）保持乐观的心态，在条件允许的情况下积极进行户外运动，增强机体修复能力。

（5）中医药治疗，传统中医在治疗骨质疏松中积累了较多经验。中医理论认为"肾主骨、藏精、精生髓营骨"；"肝主筋、藏血；脾主肌肉、四肢，统血，脾主运化"，可以通过辨证采用益肾填精、强筋壮骨等方法进行治疗。

三、老年人脆性骨折的常见类型

1. 脊柱压缩性骨折

脊柱骨质疏松性压缩性骨折（OVCF）是老年人脆性骨折

中最常见的一类。女性多于男性。老年骨质疏松人群中约有16%的女性和5%的男性会出现有躯体症状的椎体压缩性骨折。多数时候，因缺少特异性的临床表现和病史，OVCF患者常在腰背疼痛相关的检查中被发现，大约有1/3的患者能够获得临床确诊。OVCF的发病多与体力劳动相关，但也可以在静息状态下自发，部位多见于胸腰椎交界处，其中第12胸椎最为常见。OVCF多表现为：①腰背部疼痛。急性期表现为不能忍受的急性腰背痛，翻身、弯腰困难。慢性期表现为轻度持续性的腰背痛，若因骨折塌陷压迫神经根还可导致神经根性的放射性疼痛症状。②驼背。由于早期未制动或延迟治疗，骨折椎体进一步压缩变扁，最终进展成为脊柱后凸畸形。③累及其他脏器。严重的脊柱后凸畸形，压迫相关脏器可能引起呼吸不畅、肺活量减少、消化不良、食欲减退等临床症状。

OVCF一经确诊，多数老年患者经规范化的保守治疗后可

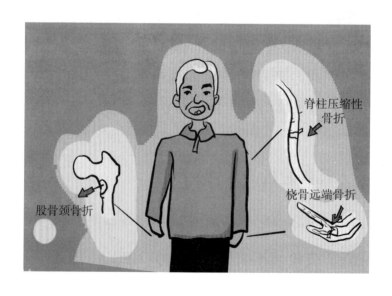

以自行愈合，其腰背疼痛症状可以在数周内自行缓解。保守治疗主要包括：卧床休息、药物镇痛、外固定支具保护等。如存在持续的腰背疼痛、坐骨神经痛或脊柱畸形者需要考虑手术治疗。经皮椎体成形术、经皮椎体后凸成形术以及脊柱融合内固定术等手术方式均可取得较好的临床疗效。

2. 股骨近端骨折

股骨近端骨折是老年人脆性骨折中症状最严重的一类，多见于 65 岁以上的女性。老年人股骨近端骨折多是由平地滑倒后臀部着地而引发，有时也可以发生于髋关节轻微的扭转中。股骨近端骨折多表现为腹股沟区域的疼痛，髋关节活动受限，有部分患者还可能表现为不典型的膝关节疼痛。老年人稳定性的股骨近端骨折，如股骨颈不完全性骨折或者嵌插型骨折，其疼痛可以表现轻微，患者甚至在骨折后仍然可以负重和行走。

髋关节照片是临床诊断股骨近端骨折时必不可少的影像学检查。放射科 X 线摄影可作为首选，CT 断层扫描则可以全面、直观地了解骨折特征，有助于制订手术方案；必要时还可以行磁共振检查。对于无移位的股骨颈骨折，可以进行保守治疗。手术是大部分股骨颈骨折患者的首选治疗方式。依据骨折类型、移位情况、身体基础状态等选择手术治疗方式。

3. 桡骨远端骨折

桡骨远端骨折是临床上老年人脆性骨折的常见类型之一，多见于 50～65 岁的女性。老年人桡骨远端骨折常见于摔倒时手掌撑地而引发的损伤。患者伤后手腕部表现出疼痛剧烈、活动受限、肿胀畸形，可伴有皮下瘀血。如果手部神经受到卡压，还可以表现出手指麻木、疼痛、无力等症状。

临床上，桡骨远端骨折经 X 线摄影或 CT 断层扫描较易确诊。老年人桡骨远端骨折的治疗原则是及时复位、固定和尽早期功能锻炼。有效的治疗方式包括手法复位、石膏固定、克氏针固定或者开放手术。

颈椎病

关键词：颈肩部疼痛；退行性病变；脊髓压迫

一、什么是颈椎病

1. 定义

颈椎病代表着因颈椎椎间盘、椎体、椎间关节或连接韧带的老化、退行性病变、继发性损伤进而刺激、压迫邻近组织所引起的一系列临床症候群，具体可以表现为不同程度的颈肩部疼痛、头颈僵硬、手臂放射痛、上肢感觉缺失、体位性眩晕、精细动作障碍、行走困难等临床症状。颈椎病的人群发病率为3.8%～17.6%，男性多于女性。

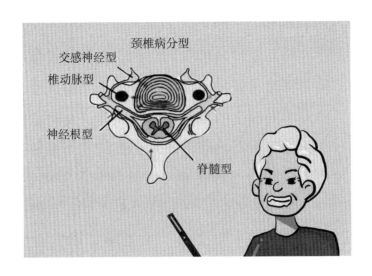

2. 特点

（1）临床上，颈椎病的症状复杂多样，临床表现不一，包括颈－肩－臂疼痛、头颈部或肩胛部胀痛、手臂放射痛、手指麻木、精细动作障碍（如持物、打字、扣扣子、拿筷子、穿针线等）、步态不稳（踩棉花感）、眩晕、头痛，甚至胸闷、心悸、吞咽困难等。颈椎病早期的症状特异性不高，"手麻"和"颈痛"较为常见，往往易被忽视而延误就医时间，约6%的患者可以因颈椎病而影响日常的生活和工作。

（2）颈椎病累及中枢神经时，可以导致脊髓慢性、压迫性损伤，造成不可逆的神经功能损伤，引起高位截瘫，具有较高的致残率。

（3）颈椎病病情反复、病程长、较容易引起心境改变，造成日常生活和工作的长期受累，患者常出现易怒、焦虑、抑郁等负面情绪。

3. 危害

老年人往往容易忽视颈椎病的早期症状而耽误就医。随着病程延长，患者脊髓神经损伤症状逐步加重，易造成不可逆的神经损伤，导致不同程度的高位瘫痪。因此，及时就医，在专科医生的专业指导下进行治疗是非常必要的。大多数颈椎病患者的症状可以通过保守治疗得到有效缓解。但需要注意的是，当神经根型或脊髓型颈椎病保守治疗效果不佳，且肢体感觉缺失、步态不稳等症状进行性加重，并严重影响自身生活质量时，应尽早选择手术治疗。

4. 诊断

（1）根据颈椎病的症状特点可以得到初步诊断。

（2）结合躯体表现综合判断：如颈椎活动受限、颈肩部脊柱旁压痛、上肢肌肉萎缩、肌肉僵硬、肌张力减低或增高等。

（3）及时就医：专科医生根据患者临床症状和体征，开具具有针对性的颈椎 X 线摄影、CT、MRI 或肌电图等辅助检查帮助了解颈椎结构和脊髓神经根的损害程度，早确诊，早治疗。

二、得了颈椎病怎么办

1. 如何预防

（1）避免长时间的低头工作，减少伏案时间。

（2）保护颈椎，避免过度活动和颈部外伤。

（3）冬季注意颈肩部保暖，防止寒冷诱发颈椎病。

（4）不要使用过高的枕头，保持良好的睡眠体位。

（5）积极处理咽喉相关疾病，减少对颈项部肌肉的刺激。

2. 健康指导

（1）调整心态，颈椎病病程长、易反复、症状多变。应建立信心，相信通过合理的治疗可以收获良好的疗效。

（2）适当的康复训练，有利于维持残存功能，提高生活自理能力。

（3）针对性地训练核心肌群，特别是手指抓握等精细功能的恢复。

（4）颈项后部局部热敷可有效缓解颈痛，松弛颈部肌肉，促进血液循环。

（5）按摩和被动活动，防止关节僵硬、避免肌肉萎缩、促进血液和淋巴液的回流。

（6）辅助器械的使用，如拐杖、轮椅等助行训练器材。

三、关于颈椎病的几个问题

1. 颈椎操可以帮助治疗颈椎病吗？

颈椎操通常指的是颈椎"米字操"，通过颈椎在合理范围内的屈曲、后伸、侧屈和旋转活动的组合运动，可在一定程度上放松颈部肌肉，拉伸韧带结构，促进血液循环，缓解颈项疲劳，改善颈椎病患者颈部疼痛不适和睡眠质量等。颈椎操对于一部分的神经根型和椎动脉型颈椎病患者有一定帮助，尤其是对长期久坐、伏案工作者有一定的预防作用。需警惕的是，对于已有神经损害表现或颈椎节段性失稳的患者，颈椎操可能增加颈段脊柱的不稳定性，对颈椎退行性病变和神经损伤有严重影响。

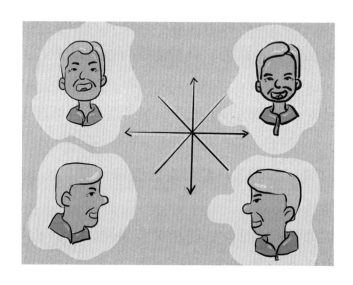

2. 得了颈椎病可以 / 不可以参加哪些运动？

一般情况下，可以参与游泳、放风筝、羽毛球、乒乓球、引体向上、广场舞和保健操等可兼顾锻炼颈肩部肌肉的运动。其中游泳是以非负重的方式舒缓颈部肌肉疲劳，强化和平衡脊柱附着肌的力量，是比较合适的锻炼方式。颈椎病患者不可以进行激烈的对抗性运动，避免对颈椎产生二次伤害。对于颈椎节段性失稳、脊髓型颈椎病和较为严重的神经根型颈椎病患者，应采取颈围制动，尽可能减小活动范围，及时就医。

3.得了颈椎病手总是麻木，是不是一定会瘫痪？

"手麻"这一症状是颈椎病患者就诊的常见原因之一。其中，神经根型和脊髓型颈椎病均可引发手麻现象。若治疗不及时，可继发上肢感觉异常，严重者可有上肢肌肉无力和萎缩。一般来说，脊髓型颈椎病是导致慢性瘫痪的主要原因，需及早发现及时治疗。但"手麻"并非是颈椎病的专属临床表现，神经出口卡压综合征、臂丛神经损害、脱髓鞘病变、糖尿病周围神经病变等疾病均可以引起手麻症状，临床上需求助于专科医生加以鉴别。

腰椎间盘突出症

关键词：腰痛；坐骨神经痛；马尾综合征

一、什么是腰椎间盘突出症

1.定义

腰椎间盘突出症是以腰椎间盘退行性病变、纤维环结构破坏而导致椎间盘内部髓核突出，进而压迫腰段神经根或者马尾神经所引起的以腰痛、坐骨神经痛为主要临床表现的一类疾病。

2. 表现

（1）典型的临床表现：腰痛伴有臀部或下肢的放射性坐骨神经痛，步行时加重，休息后缓解。同时，伴有腰部活动受限，腿部、足部麻木感和肌肉力量减弱症状。在打喷嚏或者腹部用力时腰痛加重，仰卧休息时可缓解。

（2）严重的中央巨大型腰椎间盘突出症可导致马尾神经损伤：表现为双侧或单侧的下肢、会阴部感觉障碍，下肢乏力，步行困难和大、小便排便障碍。

（3）病程较久的坐骨神经损害可导致下肢肌肉萎缩、足部下垂和活动障碍。

3. 高危因素

（1）肥胖，体重指数（BMI）$\geq 25 \, kg/m^2$。

（2）腰部损伤病史。

（3）长时间保持单一姿势，如久坐、久站等。

（4）劳动损伤，如频繁弯腰、负重、抬重物、躯体震动。

（5）双胎或多胎妊娠加重腰椎负荷。

（6）吸烟以及精神压力。

4. 诊断

（1）居家自行测试"直腿抬高试验"：患者平卧于床面上，下肢自然伸直，家人辅助直腿抬高患者下肢，伸直抬高未超过60°而发生腰痛及下肢的放射性疼痛时，即表示"阳性"结果，此时需高度怀疑腰椎间盘突出症。

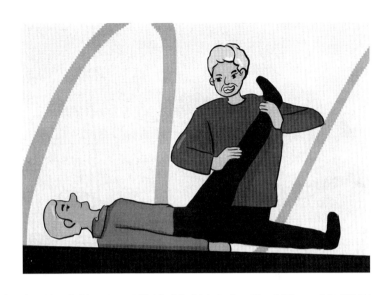

（2）及时就医：脊柱外科医生可开具 X 线摄影、CT、MRI 等辅助检查帮助诊断，其中 MRI 是目前评估腰椎间盘突出症的最直接依据，必要时还可使用肌电图（EMG）协助诊断。

二、得了腰椎间盘突出症怎么办

1. 健康指导

（1）保持健康体重：体重指数（BMI）维持在 20 kg/m² 左右，老年人需要清淡营养饮食，管住嘴、迈开腿。

（2）坚持合理运动：生命在于合理运动，适当运动让人健康快乐，坚持运动使人长寿，注重加强腰背部骨骼肌群的锻炼，腰背肌锻炼方式可以选择游泳、飞燕点水法、平板支撑等。

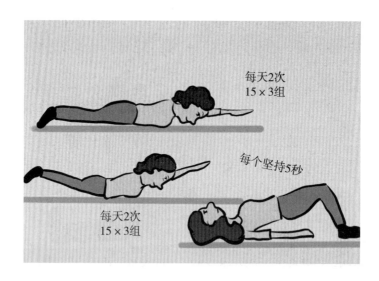

（3）避免腰部扭伤：避免劳作时频繁反复弯腰和负重，有腰痛病史的老年人需练习正确的下蹲式弯腰拾物姿势。

（4）注意劳逸结合：避免长时间单一姿势坐立或者站立，坐立尽可能选择靠背椅，在持续工作一段时间后适当调整姿势或平卧位休息，避免劳累和熬夜。

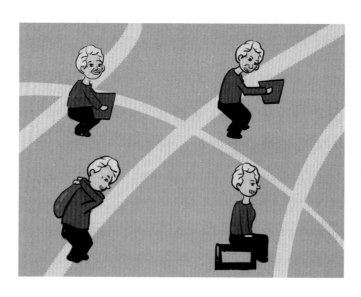

（5）戒除吸烟恶习：吸烟可以引起腰部小血管挛缩、硬化，不利于椎间盘局部的血液循环和新陈代谢，容易加速椎间盘的退行性病变和老化。

2. 如何治疗

腰腿疼痛患者，如表现出特征性的腰痛伴臀部或下肢的放射性坐骨神经痛时需及时就医，听取脊柱专科医生建议，切不可心存侥幸而自行采取非专业的治疗。

（1）保守治疗是首选方案。腰椎间盘突出症患者 80% 以上可以通过保守治疗有效缓解腰腿疼痛症状。一般采取卧床休息 3 周，同时使用镇痛、抗炎、营养神经和消除水肿等药物进行联合治疗。此外，辅助性应用热敷、牵引、按摩、针灸、理疗也可部分缓解腰腿疼痛症状。需注意的是，椎间盘巨大突出或者髓核脱出游离的患者应慎用按摩、推拿、牵引、理疗等治疗方式，以防增加马尾神经损伤的风险。

（2）严格的保守治疗超过 3 个月，临床疗效不佳或者腰腿痛症状反复发作甚至加重、神经功能损害严重，影响日常的工作和生活时，可以考虑手术治疗。如果出现马尾神经损害表现、大小便功能障碍时应及时行急诊手术治疗。

（3）手术方式有多种选择：如椎管内射频消融术、臭氧溶解术、脊柱内镜髓核摘除术、椎管减压术、脊椎内固定融合术等。老年人腰椎间盘突出症往往合并椎管狭窄、腰椎滑脱不稳等病症，选择合理的手术治疗方案最为关键，需及时就医并积极听取脊柱外科医生的专科建议。

三、关于腰椎间盘突出症的几个问题

1.老年人腰椎间盘突出症可以通过保守治疗治愈吗?

老年人腰椎间盘突出症急性发作时,绝大部分患者通过严格的保守治疗可以得到有效的症状缓解,生活质量得以明显改善。需要注意的是,老年人腰椎间盘突出症一般病程持续时间长,常常合并有腰椎椎管狭窄、侧隐窝神经根管狭窄、黄韧带肥厚、退变性腰椎侧弯、椎间盘钙化等疾患,保守治疗后症状容易反复发作甚至加重。对于反复发作严重影响生活质量的老年患者需要及时就医,在专科医生的指导下进行系统的保守治疗,在平时的工作、生活中应及时调整好情绪,保持积极乐观的心态,维持健康良好的生活方式,减少发作频次。

2.腰椎间盘突出症患者应尽可能避免哪些不良生活方式呢?

一般认为,脊柱长期垂直负荷过载会加速脊柱退行性病变。因此,老年人应尽量避免一些不良的生活习惯,如吸烟、酗酒、牌瘾、手机控和久坐等,同时控制体重,尽量避免长期负重的体力劳动、频繁弯腰、躯干高频率的颠簸震动等。平时生活中,老年患者应注意清淡饮食、营养均衡;注意防寒保暖,保持心情愉悦。

3.腰椎间盘突出症患者佩戴腰围有用吗?

腰椎间盘突出症患者在日常生活和运动中不需要常规佩戴腰围。在急性发作期间,可佩戴腰围。腰围可以限制腰段脊柱屈、伸、旋转等运动，并协助增强腰部支撑力度。在缓解腰背部肌肉劳损的同时，减少受损的椎间盘压力。但应注意的是，不能长时间（大于3个月）佩戴腰围，长时间的佩戴可能降低腰部活动能力，使腰部肌肉萎缩，进而形成对腰围的依赖或在脱离腰围后造成新的腰部损伤。腰围大小应适中，长度应该包括肋下缘到臀部之间，腰围前凸曲线不宜过大，在佩戴腰围的时间间隙，应积极锻炼腰背部肌肉群，防止肌肉萎缩、腰部僵硬。

腰痛

关键词：腰痛

一、什么是腰痛

1.定义

腰痛是患者自身体会的一种临床症状，通常是指从双侧最低的肋骨延伸至臀褶这一范围的急、慢性躯体疼痛，有时疼痛可延伸至腹股沟或大腿区域(膝盖以上)。

2.表现

腰痛是人群中最常见的就医原因之一，超过80%的人一生中都会经历腰痛。腰痛患者的年龄覆盖面广，从幼儿到老年阶段均有不同数量的发病人群。急性腰痛通常指6周以内的腰痛，若症状持续、反复，且超过12周则认为是慢性腰痛。临床上引发腰痛的原因复杂，肌肉骨骼来源的腰痛最为常见。根据有无病理形态的改变分为特异性腰痛和非特异性腰痛，其中，特异性腰痛指的是由于全身性疾病、感染、脊柱结构退行性病变、创伤和畸形等导致的腰部疼痛，因果关系明确；非特异性腰痛是指一种无法确定特定病因或结构异常来解释患者所感知到的疼痛，对此，临床上往往需要开展辅助检查排除特异性腰痛后再给予诊断。

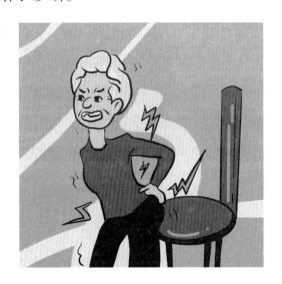

3. 危害

（1）劳动能力缺失：严重的腰痛会损害腰部屈伸、侧屈和旋转等运动功能，降低患者的劳动能力，甚至致残而丧失工作能力。

（2）降低生活质量：腰痛症状可以反复发作，波动式进展，病程较长，影响老年患者的日常生活自理，降低睡眠质量，容易并发跌倒等意外伤害。

（3）产生心境障碍：慢性腰痛可以持续数年之久，患者容易滋生负面情绪及疼痛相关的焦虑、妄想和抑郁等心理障碍。

4. 原因

（1）肌肉骨骼来源的腰痛最为常见。老年人骨质疏松、肌群劳损与老化、腰部肌肉扭伤、筋膜韧带松弛、椎间盘退行性病变、椎间隙塌陷、终板病变、关节突关节炎以及运动椎节的失稳、侧弯、旋转和脱位均可导致脊柱运动、支撑功能的受损，进而导致腰部疼痛症状的出现。老年患者腰痛的程度与躯干的活动状态相关，同时可伴有腰无力、拾物困难、腰部活动受限，严重者表现为驼背畸形、步行障碍甚至截瘫。需要重视的是，老年人腰椎更倾向于发生脆性骨折、后凸、结核、感染、转移癌等与疼痛直接关联的骨关节疾病。

（2）自身免疫性疾病：强直性脊柱炎、中轴型脊椎炎。可表现为骶髂关节、腰椎骨性终板的骨质破坏和炎症刺激，可有晨僵现象，活动或热疗后缓解。

（3）泌尿系结石：表现为腰背部肾脏投影区、胁腹及腹股沟区的刀绞样剧痛，急性疼痛多见，肾区叩击痛明显。

（4）盆腔炎、泌尿系感染等炎症性腰痛，与炎症因子释放和刺激有关，通常表现为下腰部隐痛及坠胀感。

（5）牵涉痛：如盆腔肿瘤导致的牵涉痛，可表现为腰背部牵涉性疼痛；慢性肾盂肾炎、多囊肾等可表现为腰背部慢性钝痛；女性月经不调可引起腰部坠胀感。

5. 易发人群

（1）60岁以上的老年人，腰痛的风险随年龄增加，男性多见。

（2）长期吸烟、酗酒或脾瘾者。

（3）肥胖，体重指数（BMI）大于 25 kg/m^2，特别是腹部肥胖者。

（4）工作负重量大，需频繁弯腰、抬重物者。

（5）缺少日常身体锻炼，长时间保持单一姿势站立或久坐，坐姿不良者。

（6）老年性或绝经后骨质疏松症患者。

（7）双胎或多胎妊娠妇女。

（8）长期服用抗焦虑、抗抑郁、镇静、麻醉或皮质类固醇激素等药物的患者。

（9）老年女性盆腔肿瘤、盆腔炎患者。

（10）泌尿系结石、畸形、梗阻患者是泌尿系感染相关的腰痛易发人群。

二、发生腰痛怎么办

1. 就诊科室

腰痛发生后，多数情况下，患者经过充分的规范化保守治疗后可自行缓解。如果腰痛剧烈、持续时间长，且腰痛渐进性加重，或伴有发热、盗汗、消瘦，或因外伤、跌倒导致的腰痛应及时到医院就诊，以免延误诊治，产生不良的临床后果。腰痛患者可自行根据伴随症状、相关病史等选择相应的就诊科室。

（1）脊柱外科：脊柱外科通常是急、慢性腰痛就诊的第一站。多数腰部疾病的临床首发症状表现为腰痛，且疼痛的程度与躯干的活动状态相关。腰部在屈曲、过伸、坐位时疼痛明显加重，休息后缓解。与跌倒、外伤、躯体姿势、活动、劳作相关的腰痛均可求助于脊柱外科专科门诊，如椎间盘源性的腰痛、腰椎间盘突出症、腰椎椎管狭窄症、腰背筋膜炎、终板炎、关节突关节炎、韧带炎、腰椎不稳、滑脱、峡部不连、隐裂、韧带骨化、脊柱创伤、脊柱感染、腰肌脓肿、脊柱结核、脊柱转移癌、脊柱畸形、脊柱弥漫性特发性增生、臀上皮神经卡压综合征、强直性脊柱炎、中轴型脊椎炎、骨性骶髂关节炎等。

（2）泌尿外科：既往有泌尿系结石病史，伴有血尿、尿频、尿急、尿痛的腰痛患者多表现为腰部胀痛，急性发作时可剧痛，并向会阴部放射。可予以解痉、止痛、排石等针对性治疗。

（3）妇科：老年女性患者，腰痛伴下腹部坠胀痛、白带增多需排除盆腔内疾病，可就诊于妇科。

（4）疼痛科：如既往已诊断为转移癌患者，可就诊于疼痛科，以寻求进行射频、神经阻滞、局部封闭等治疗方式缓解疼痛，对晚期癌性腰痛进行镇痛处理。

（5）康复科：既往明确诊断为腰肌劳损者，可就诊于康复科，利用理疗、热疗、冲击波治疗、手法康复、功能锻炼等方式协助缓解腰痛。

（6）风湿免疫科：既往明确诊断为风湿性关节炎、类风湿关节炎等免疫相关疾病者，长期服用类固醇激素、免疫抑制药者可就诊于风湿免疫科。

2. 健康指导

（1）制订合理的作息时间，纠正不良嗜好，如烟瘾、酒瘾、牌瘾及电子游戏成瘾等。

（2）及时就医，积极针对各专科腰痛的诱发因素进行治疗。对于与肌肉骨骼相关的急、慢性腰痛，每天睡前20分钟的腰部热疗是缓解腰痛最经济、方便、有效的方式，热疗的方式多样，可以是热敷、艾草熏蒸、推背、盐烫等。

（3）保持积极乐观的心态，腰痛往往病程长、反反复复、不能完全根除，正确认识腰痛，以发展和辨证的态度和谐处之。同时，避免过度劳累和熬夜，劳逸结合，每天坚持至少1小时的有氧锻炼。

（4）自我教育和自我指导的运动计划不但可以减少腰痛的发作频率，还可以有效地改善腰痛中长期结果。渐进式的运动锻炼有助于减轻老年人的椎间盘垂直负重，并拉伸脊柱、增强腰背部肌肉力量，从而减轻腰痛症状、改善日常生活质量。老年人可参加如快走、慢跑、游泳、广场舞等运动增强心肺功能，适当拉伸腰背部韧带，改善腰椎的运动范围。如果身体条件允许，老年人也可以尝试一些特定运动方式，针对性地提高腰部肌肉力量。如腰部稳定性练习、五点支撑拱腰运动、飞燕点水法或平板支撑等。

腰部稳定练习：依托平衡球、悬吊带等抗阻和快速运动。

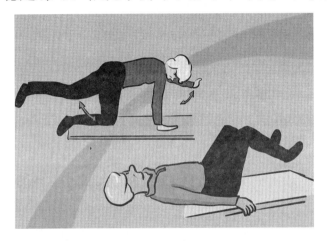

五点支撑拱腰运动、飞燕点水法，增强后方肌群力量。

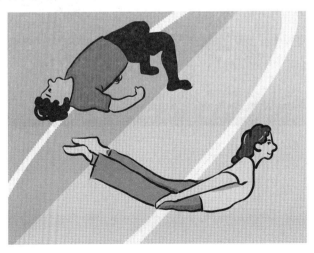

自由泳、蛙泳。

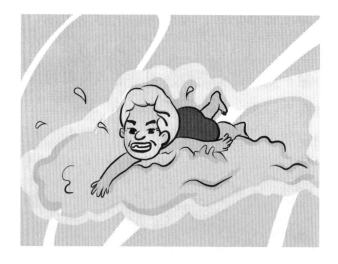

平板支撑、单杠悬吊。

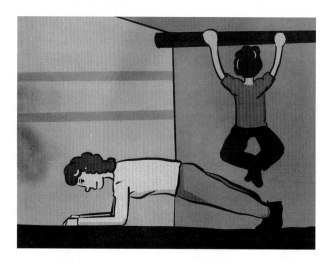

眼耳鼻喉及口腔常见疾病

老年人健康科普手册

牙周炎

关键词：牙齿松动；牙齿脱落；牙龈出血；牙缝增大；口腔异味

一、什么是牙周炎

1.定义

牙周炎主要是由牙齿局部刺激因素引起的牙齿周围组织慢性、炎症性疾病，局部刺激因素主要是指牙结石、软垢中的细菌和毒素；牙齿周围组织包括牙龈、牙槽骨、牙周膜和牙骨质。牙周炎是导致我国成年人牙齿丧失的最主要原因。

2.表现

一般而言，早期牙周炎会出现牙龈炎症状，表现为牙龈红肿、出血，需要及时就医。如未及时治疗，随着病情的进一步发展，牙周炎则进入中晚期阶段，会逐渐出现牙周溢脓、口腔异味、咀嚼无力、牙齿松动和脱落等症状。

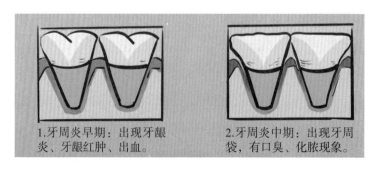

1.牙周炎早期：出现牙龈炎、牙龈红肿、出血。

2.牙周炎中期：出现牙周袋，有口臭、化脓现象。

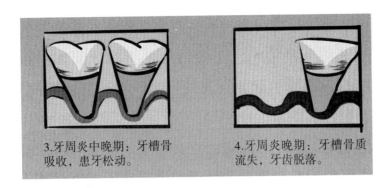

3.牙周炎中晚期：牙槽骨吸收，患牙松动。

4.牙周炎晚期：牙槽骨质流失，牙齿脱落。

二、得了牙周炎怎么办

1. 如何预防

牙周炎的预防最重要的是从日常做起，每天正确有效地刷牙，饭后漱口，使用牙线进行口腔清洁并持之以恒；如果条件允许，最好定期到口腔专科检查并进行牙周维护；对于健康人而言，建议每年洁牙 1～2 次，而牙周炎患者每年定期洁牙的次数则需要 3～4 次；同时还要注意营养，适当锻炼身体，维护全身健康，增强免疫力，积极治疗影响牙周健康的疾病，比如糖尿病等。

2. 如何治疗

若发现自己出现了牙周炎有关的表现，需要及时就医。如果确诊牙周炎，则需进行系统的牙周治疗。系统的牙周治疗包括牙周基础治疗和手术治疗，对于大多数病例，尤其是平时重视牙周健康的患者，通常只需要牙周基础治疗就能取得良好的治疗效果，而只有少数严重病例，则可能需要牙周手术治疗，具体治疗方案则需牙科医生根据牙周炎的进展程度来制订。

牙周基础治疗的内容主要是龈上洁治术（即通常人们说的"洗牙"）和龈下刮治术，主要目的是清除牙面和根面上的菌斑、牙结石，消除引起牙周炎的病因。对于急性期的牙周炎，可能还要配合抗生素治疗。

牙周基础治疗是牙周炎治疗最重要的部分。对于轻度牙周炎而言，基础治疗后绝大多数可以恢复牙周健康，其后只需定期牙周维护；对于中重度牙周炎，牙周组织状况较差者，还需要进行相应的牙周手术治疗；对于牙周基础治疗和手术治疗无效的患牙则需要拔除。

在整个治疗过程中，一定要在医生的指导下做好口腔卫生的清洁。最实用且最有效的口腔清洁方式就是掌握正确的刷牙方法，以及正确使用牙线、牙缝刷等，这是治愈牙周炎的基本前提和重要保证。

需要强调的是，牙周炎是一种细菌感染性疾病，罪魁祸首就是牙面上的菌斑和结石，所以一般需要通过牙周基础治疗（洁治和刮治）去除牙根面上的菌斑和结石才能有效控制和治疗牙周炎。药物仅仅是一种辅助手段，单纯的药物治疗（包括药物牙膏）是不足以治愈牙周炎的。

3. 健康指导

有效的牙周炎治疗需要完成多个阶段的治疗流程，一定要按照医生的要求进行复诊，坚持完成所有疗程，定期复查，同时日常生活中更要持续地做好口腔卫生清洁，维护牙周健康。

三、关于牙周炎的几个问题

1. 牙周炎会传染吗？

牙周炎是不会传染的。但是同一家庭，可能会因为相似的遗传背景和口腔不良卫生习惯造成多人患病。

2. 牙周炎能治好吗？

轻度的牙周炎经过治疗后通常可以恢复到正常或接近正常的水平。但是中重度牙周炎由于牙槽骨再生困难，很难完全恢复。所以对于中重度牙周炎患者来说，治疗的目标是消除牙周组织的炎症，牙齿能正常行使功能，阻止牙周炎进一步发展。

3. 可以通过口服药物治疗牙周炎吗？

目前还不能通过单纯口服药物或使用药物牙膏治愈牙周炎。口服药物通常只是在中重度牙周炎的治疗中作为辅助治疗手段。

老年性黄斑变性

关键词：视力下降；中心暗点；视物变形

一、什么是老年性黄斑变性

1.定义

老年性黄斑变性是黄斑部的退行性病变，是老年人最常见的眼病之一。黄斑位于视网膜，由于黄斑区具有视网膜上密度最高的视锥细胞，因此是我们视觉最敏锐的地方，老年性黄斑变性能引起中心视力的急剧下降，严重影响患者的日常生活，最终可导致不可逆的失明。

老年性黄斑变性患病率随年龄增长而大幅增加，由于我国人口日趋老龄化，老年性黄斑变性患者日益增多，因此防治老年性黄斑变性已成为我国眼科防盲的重要任务。

2.表现

老年性黄斑变性分为干性和湿性。早期的干性老年性黄斑变性，患者可无症状；中期的干性老年性黄斑变性，患者可在视野中心出现模糊暗点，导致阅读需要更多的光线；晚期干性老年性黄斑变性，患者的模糊暗点会变得更大更暗，会丧失更多的中心视力，导致阅读和辨认面部的困难。湿性老年性黄斑变性病程发展迅速，其严重程度远超干性。湿性老年性黄斑变性的早期症状是视物变形，但病情一旦发生进展，可快速导致明显的视力减退。干性老年性黄斑变性随时都有可能发展为湿性老年性黄斑变性。

值得注意的是，当老年性黄斑变性仅累及一只眼睛时，患者可能注意不到明显的视力下降，只有累及双眼时患者才会注意到视力的下降。

二、得了老年性黄斑变性怎么办

1. 如何预防

老年性黄斑变性的发生与遗传、环境因素有关，如长期暴露于紫外线、环境污染、吸烟、与全身抗氧化水平下降等。如果有家族成员患老年性黄斑变性，建议家族成员中 50 岁以上者定期行眼底检查；太阳光强烈时出门戴墨镜、做好防晒措施，可在一定程度上对老年性黄斑变性起到预防作用。

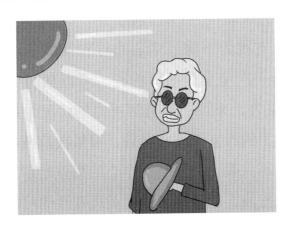

2.如何治疗

目前，针对干性老年性黄斑变性的有效治疗手段匮乏，获得认可的药物治疗方案是老年性眼病研究(AREDS)的营养补充剂治疗，包括牛磺酸、ω-3长链多不饱和脂肪酸、锌、抗氧化剂维生素 C 及维生素 E、叶黄素，可以减小干性老年性黄斑变性高危患者的发病风险，但不能阻止老年性黄斑变性的进展。针对老年性黄斑变性，目前玻璃体腔注射抗新生血管的药物如康柏西普、雷珠单抗、阿柏西普，是其一线治疗手段，必要时需联合光动力治疗（PDT）和经瞳孔温热疗法（TTT）。

3.健康指导

多吃含有抗氧化物的食物或保健品，如蔬菜、水果、鱼类、各种维生素、叶黄素等；戒烟戒酒，保持健康的生活方式。

三、关于老年性黄斑变性的几个问题

1.老年性黄斑变性该如何发现？

如果发现有视力下降、中心暗点和视物变形，应该及时去眼科门诊做一次全面的眼科检查，可以从医生那里获得一张 Amsler 方格表，来评估和监测视力的状况，这个快速测试对仍有中心视力的人来说非常奏效，可依次遮蔽一只眼看方格表，分别检测每只眼，如果凝视中心的黑点时，发现方格表中心出现空缺或扭曲，应警惕老年性黄斑变性的可能。

2. 老年性黄斑变性造成的损害可逆吗?

老年性黄斑变性是视网膜黄斑部的退行性病变,与年龄呈正相关,造成的视力损害是不可逆的,治疗只能延缓其发展。

老年性白内障

关键词:视力下降;视物模糊;眩光

一、什么是老年性白内障

1. 定义

老年性白内障是随着年龄的增加,晶状体逐渐老化而出现混浊,引起眼前固定的黑影、视物模糊等症状的一类疾病,是老年人致盲和视力损害的主要原因。老年性白内障多见于 50 岁以上的中老年人,随年龄增长发病率增高,60 岁以上的老年人 96% 有晶状体混浊,80 岁以上的老年人白内障的患病率可以达到 100%。目前认为老龄、紫外线辐射、糖尿病、高血压、阳性家族史、营养状况以及某些药物如糖皮质激素的应用是老年性白内障的危险因素。

2. 表现

老年性白内障通常双眼发病,但两眼发病可有先后,以皮

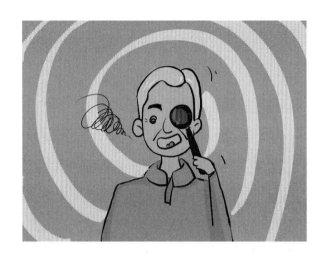

质性白内障最常见。老年性白内障的早期症状包括：

（1）无法矫正的视力下降：有些患者出现视物模糊与视力下降，在配眼镜时发现，无论如何加减镜片都无法矫正视力下降，要提高警惕，应及早去医院进行检查。

（2）屈光状态变化：有些老年患者本已因老花眼视物不清，但突然在一段时间发现视力上升，眼睛看得更清楚；又或者近视度数突然加深，虽然视力通过眼镜能够进行矫正，但这种情况也要提高警惕，很有可能是晶状体发生不均质变化，出现了明显的屈光状态变化。

（3）看灯光出现眩光：在白内障的早期，患者可能晚上看灯时，发现灯光周围有一圈光晕，这提示晶状体质地不均匀，光线发生了散射。

（4）视物有颜色改变：有些具有棕黄色核性白内障的患者，视物可能还会有颜色的变化，比如将白色的墙看作淡黄色或黄色。

二、得了老年性白内障怎么办

1. 如何预防

目前对于老年性白内障的预防手段还十分有限，减少引起白内障的危险因素可以减少白内障的发生，如预防紫外线和阳光对眼的损伤，预防和控制糖尿病、肾功能不全及严重腹泻等疾病，眼局部和全身用药时要考虑到诱发晶状体混浊的危险。

2. 如何治疗

如果发现白内障的早期症状，要及时到眼科门诊进行检查，评估白内障的严重程度，制订合适的治疗方案。白内障超声乳化摘除术 + 人工晶体植入术是目前老年性白内障最主要的治疗方式。

3. 健康指导

平时注意科学用眼，避免太阳光强烈时出门，放松心情，保持健康的生活方式。

三、关于老年性白内障的几个问题

1. 老年性白内障可以通过药物治疗吗？

药物治疗白内障的研究虽然有很长的历史，也有许多治疗白内障的药物，但是对于治疗的效果都没有肯定的结论。

2. 老年性白内障能治好吗？

目前，对于白内障的治疗，手术仍然是最基本、最有效的手段，白内障超声乳化摘除术＋人工晶体植入术是目前最主要的方式，术后可迅速恢复视力，建立双眼单视和立体视觉，使患者可恢复到患病前的良好视功能。

9

常见精神类疾病

老年人健康科普手册

抑郁障碍

关键词：情绪低落；兴趣减退；自伤自杀

一、什么是抑郁障碍

1. 定义

抑郁障碍，常称为抑郁症，是最为常见的精神障碍之一。在我国成年人群中，抑郁障碍的终身患病率为 3.4%，老年人群的患病率要更高一些。抑郁障碍的主要表现为一段时间内高兴不起来，兴趣和快感丧失，且睡眠问题突出，严重时还会产生自伤、自杀等行为。它与心血管疾病、躯体疼痛、癌症等各类躯体疾病密切相关，严重影响老年人的生活质量，值得老年人重视。

2. 原因

抑郁障碍会对老年人的各方面生活造成严重影响，但这种疾病的发病原因目前还不完全清楚。部分患者发病，可能与患者所经历的生活事件有关，例如慢性或严重的躯体疾病、重要的失去（朋友过世、子女远离、离退休等）、严重的冲突或者争吵等。然而，并不是所有的抑郁障碍患者都经历了重大生活事件，抑郁障碍的发生也可能找不到任何诱因。

3. 表现

抑郁障碍的 3 个主要表现，一是情绪低落（高兴不起来）；二是兴趣和愉快感丧失（曾经喜爱的工作、爱好、朋友都失去了吸引力，患者体验到的快感减少了）；三是总感到疲劳或精力下降或活动减少（不愿意活动）。除了这 3 个主要症状，还可能伴随以下症状：

（1）注意力降低。

（2）自我评价低和自信降低。

（3）自罪观念和无价值感（觉得自己有罪，或自己是家人的累赘）。

（4）感到绝望。

（5）自伤或自杀的观念或行为。

（6）睡眠障碍，包括睡不着、睡得很浅或者很早醒来且无法再入睡；也有一些人表现为睡得过多。

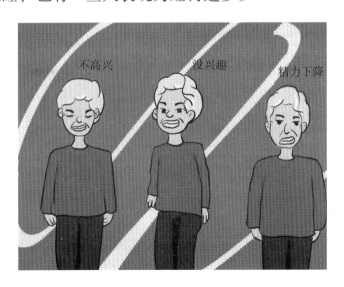

（7）食欲下降或短时间内体重明显下降；也有人表现为暴饮暴食或短时间内体重明显增加。

如果体验到了这 3 个主要症状的其中 2 个，并伴随一些其他症状，时间超过两周，并且每天的大部分时间都有这样的感觉，那很可能是患有抑郁障碍。

4. 危害

（1）影响其他的躯体疾病，如有抑郁障碍的情况下，可能会影响现有躯体疾病的康复。

（2）可能更容易发生躯体疾病，如患者情绪长期低落，可能容易诱发心肌梗死、高血压、冠心病和癌症等身体疾病。

（3）症状严重者可能会出现伤害自己的想法和行为，造成危及生命的后果。

二、抑郁障碍如何预防和处理

1. 如何预防

预防抑郁障碍要从个人、家庭、社会三方面着手进行。

首先，老年人要丰富自己的日常生活，规律作息，安排好日常的活动，接受新知识、新事物，培养新的兴趣爱好。多参加文体活动，多交朋友，还要学会倾诉，心里有什么不痛快的事要向子女或朋友诉说。

其次，作为子女，要尽力保持家庭和谐气氛，家庭成员间要多关心、支持，要耐心倾听父母的唠叨，多和父母聊天，给予老年人心理上的支持和安慰。

最后，老年人容易产生孤独感和无用感，全社会应该重视和尊重老年人，给他们更多的关心和帮助。

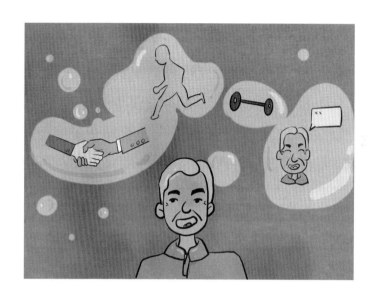

2. 如何处理

（1）当症状比较轻微，感觉情绪可控，且对个人、家人、朋友的生活未产生明显影响时，可以通过调整行为和生活方式治疗，例如早睡早起、参加体育活动、多和家人朋友沟通、放松等；也可以向心理咨询师求助，接受心理咨询和治疗。

（2）当症状较为明显，症状显著地影响了自己的生活，甚至出现了伤害自己的想法，此时应该尽早寻求精神科医生的帮助，并接受药物治疗。

三、关于抑郁障碍的几个问题

1. 抑郁障碍是不是所谓的"精神病"？

抑郁障碍是一种常见精神障碍。但医学上的精神障碍和老百姓眼中的精神病不太一样。医学定义的精神障碍，既包括精神病性的，即老百姓理解的"疯子"，也包括非精神病性的，如抑郁、焦虑、酒精／烟草依赖等。前者的心理活动常常脱离于现实，不认为自己有病；后者的心理活动与现实保持一定程度上的一致性，患者知道自己有病，有精神痛苦，会寻求帮助。抑郁障碍虽然是精神障碍的一种，但与老百姓常说的"精神病"有很大的区别。

2. 吃药会不会变傻？

合理使用精神科药物（抗精神病药、抗抑郁药、抗焦虑药、镇静助眠药等），不会让人变傻，这些药物都已获得国家药品监督管理局批准，且已经正式投入临床使用相当长的时间，患者在遵照医嘱的情况下服药是很安全的。

3. 药物有没有副作用？会不会产生依赖？

大部分的精神科药物都很安全，有少部分药物在初始服用时，身体可能产生较低程度的不良反应，如疲劳、嗜睡、头痛、胃肠道反应，但随着对药物的适应，这些不良反应会逐渐减少或消失。绝大部分的精神科药物不会产生依赖，部分助眠的药物如果长期、大量地使用可能存在一定程度的依赖。因此，为保证药物的疗效和避免不良作用，药物的使用、增减一定要在医生的指导下进行，不能自行买药服用。也一定要遵循医生的嘱咐，服药期间定期复诊。

4. 药物多长时间起效？

大部分的抗抑郁药物要两周才开始起效，所以不能吃上几天发现没有效果就自己停药或换药。

5. 药物需要服用多长时间？

大部分抗抑郁药都需要在症状完全缓解后持续服用 3～6 个月。在这期间要严格按照医嘱服药，医生说停才能停，药物剂量不能私自调整，且在服用精神科药物时，不能饮酒，不能从事高危操作，如开车及高空作业等。

酒精依赖

关键词：酒精渴求；喝酒误事；酒量变小；躯体精神症状；醉酒；酗酒

饮酒是一种历史悠久且较为普遍的行为。随着生活水平的不断提高，以及在饮酒文化的影响下，近 20 年我国人群的酒类商品消费量呈现持续增加，饮酒导致的精神和躯体疾病也进入了我们的视野。由于老年人身体素质下降，酒精代谢功能下降，酒精使用更容易造成精神与躯体损害，因此老年人的饮酒问题更应该重视。

一、什么是酒精依赖

1. 怎么判断

（1）饮酒量往往比预期大或者饮酒时间更长。

（2）有长期无法控制饮酒的欲望，或曾多次尝试戒酒但没有成功。

（3）每天花大量的时间"找酒""饮酒"和"醒酒"。

（4）对酒有强烈的欲望和迫切的需求，俗称"找酒喝"。

（5）反复因为饮酒而导致不能正常地工作、生活，经常因为饮酒耽误或放弃了重要的事情。

（6）尽管饮酒会造成家人、朋友间的责备，甚至是争吵、冲突，但是还是无法停止喝酒。

（7）明明知道饮酒会引起躯体、心理等问题，或已经造成

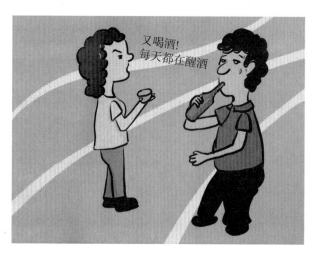

了健康影响但是还是反复喝酒。

（8）需要喝比以前更多的酒来达到"过瘾"的效果或者继续喝和以前同样的量，但是却没有以前"过瘾"的感觉。

（9）在尝试戒酒的时候会觉得自己很焦躁，心情很差，容易暴躁，甚至会恶心、呕吐、食欲减退、出汗、心悸、血压升高，还会出现失眠、睡不好、做噩梦等情况。

以上的症状如果在 12 个月内至少出现了两种，便可能存在酒精依赖。

2. 危害

（1）酒精可引起肝脏损伤，造成脂肪肝、酒精性肝炎、肝硬化等肝脏疾病。

（2）长期饮酒可能会引发周围神经病变，主要表现为手脚麻木、肢端感觉降低或异常及肌无力等症状。

（3）长期饮酒可能导致中枢神经系统不可逆转的损害，出现较严重的记忆障碍、认知障碍等。

（4）长期饮酒会导致心血管、消化道等多器官受损，增加患癌风险。

（5）饮酒可能会导致心境改变，判断力受损，增加车祸、自杀等意外事故或暴力事件发生的风险。

（6）长期饮酒还会导致严重的人际关系和社会功能的损害，无法正常与人沟通交流，引起家人、朋友之间的矛盾或冲突，甚至导致感情破裂，无法正常工作、学习和生活。

二、如何预防和应对酒精依赖

1. 如何预防酒精依赖

（1）了解酒精依赖对健康的危害以及对社会生活产生的负面影响。

（2）多进行室外活动，出去散步、运动、结交朋友，丰富生活。

（3）必要时回避一些饮酒的场合，如频繁的"酒友"聚会等。

2. 如何应对酒精依赖

（1）确定一个明确的戒酒目标，制订一个科学详细的戒酒计划，具体记录每天饮酒行为以及出现饮酒"渴求"的次数，循序渐进，达到短期目标时可以进行适当的自我奖励。

（2）自行突然停止饮酒，可能会出现戒断综合征，要及时寻求专业医生的帮助，在医生指导下科学戒酒。

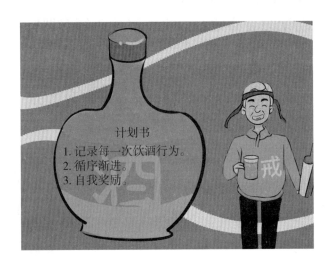

三、关于酒精依赖常见的几个问题

1. 为什么没有以前"能喝"了？

早期的酒精依赖患者对酒精的耐受性会增加，也就是酒量"变大了"，但是长期饮酒后，人体的肝功能受损，对酒精的"消化能力"反而下降了，就出现了"一喝就醉"，"酒量没有以前好了"的情况。

2. 为什么突然停止喝酒会像"生病了"一样？

一旦戒酒就会出现焦躁、心情很差甚至抑郁，还会有恶心、呕吐、食欲缺乏、出汗、心悸、睡不好、失眠、做噩梦的情况，这是戒断综合征的典型表现。因为此时躯体已经对酒精产生了依赖，也就是生理性依赖，一旦戒酒，就会出现相应的生理和心理症状。其中，在戒酒后的 7～9 小时一般会发生"震颤"，常为早晨起床时手指和眼睑震颤，严重时不能咀嚼食物或站立不稳。如果给予一定量的酒精，这些症状便会在几分钟内减轻或者消失。针对戒断反应，要及时求助专业医生。

老年人睡眠障碍

关键词：入睡时间长；失眠；早醒；易惊醒；疲劳；睡眠呼吸暂停综合征

一、什么是睡眠障碍

1. 定义

睡眠是人类的基本生活需求之一。睡眠一般分为 3 个阶段：入睡、浅睡和深睡。很多人都认为自己是"一觉到天明"，但其实睡眠是有由浅睡到深睡再由深睡到浅睡变化的一个周期。不同年龄段，所需的睡眠时间不一样：10 岁以下的儿童一般需要 10～12 小时；青少年一般需要 9 小时；成人一般需要 7～8 小时；而老年人的睡眠时间一般在 7 小时左右。需要注意的是，每个人所需的睡眠时间因人而异，有些人每天睡 5 小时就能感觉良好，而有些人需要长达 10 小时的睡眠时间。

睡眠障碍是指睡眠时间长度、入睡和醒来过程异常的表现，主要表现为睡不着、睡眠浅、白天精神不佳、夜间打鼾或间歇性呼吸停止等。偶尔的睡眠不佳并不会影响生活和健康，但长期的睡眠障碍则会对人的躯体健康和心理健康造成严重损害。

2. 怎么判断

（1）失眠障碍：

·入睡困难，即开始睡觉到睡着的时间明显延长了，或者整晚无法入睡。

·每周至少出现 3 次入睡困难的情况，且持续时间长达 3 个月以上。

·夜间睡眠时间明显缩短（< 6.5 小时）。

·每天晚上睡觉醒来的次数增加（≥ 2 次）、醒后很难再入睡。

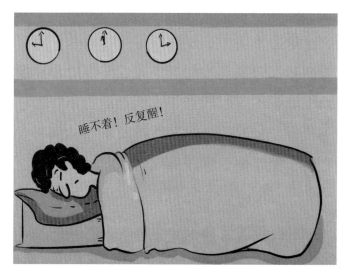

（2）睡眠呼吸暂停综合征：主要表现为睡眠中反复发作的呼吸暂停，伴随着频繁醒来；也可以表现为响亮的鼾声，以及夜间多次醒来和日间困倦。如果老人在睡觉时打鼾或大喘后呼吸暂时停止，需引起重视。

（3）其他症状也提示可能存在睡眠障碍：

·每天醒得很早，白天又容易打瞌睡、疲乏无力，严重时与人交谈也会打瞌睡。

·睡眠感缺失，即虽然有入睡的事实，但感觉自己整夜未睡，且十分痛苦。

·不宁腿综合征：患有不宁腿综合征的人在休息时常觉得不舒服并不自主地动腿，这种现象在晚上更加明显。

3. 危害

（1）长期睡眠障碍会增加老年人患精神障碍（抑郁、焦虑等）的风险。

（2）长期睡眠障碍也会导致认知能力障碍，主要表现在记忆力减退、注意力不集中、反应慢等。

（3）长期睡眠障碍会增加老年人发生事故和摔倒的风险。

（4）睡眠障碍不仅引起老年人活动能力下降，还与心脑血管、内分泌代谢、神经等全身多系统及脏器的损害有关，如高血压、冠心病、脑卒中、糖尿病等。

二、得了睡眠障碍怎么办

如何治疗

（1）非药物治疗：①保持心情愉悦，不害怕睡眠不好，不担心睡不着，改变"即使没有睡着，躺在床上也是休息"的认知；保持规律的生活，按时作息，坚持锻炼。②改变睡眠环境和睡眠习惯。③饮食保健：戒烟酒、忌刺激性、兴奋性食物；

合理进食，睡前不要吃得太多。

（2）药物治疗：如果长期的睡眠障碍已经严重影响了生活，并出现躯体性或心理性问题，请及时向专业人员求助。神经内科医生或精神科医生都有有效的方法解决睡眠问题。

三、关于睡眠障碍的几个问题

1.睡眠和休息

躺在床上睡不着并不代表我们没有得到休息，当我们全身心放松地躺在床上，即使没有睡着，我们的身体也得到了很好的恢复。

2.害怕睡不着

过分的担心、害怕睡不着，可能会加重睡眠障碍。偶尔一两次失眠不需要过度紧张，强迫自己睡着可能会加重睡眠障碍。

3.规律生活

规律生活，定时起床和定时休息，养成良好的生活习惯，是帮助我们睡个好觉的重要方法。

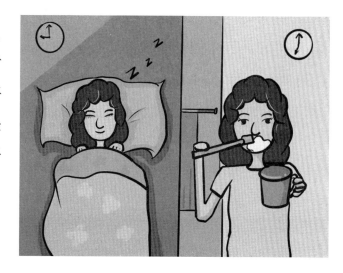

4. 白天睡觉或躺着

晚上睡不好，白天没精神，很多人会选择白天也躺着，这样对恢复睡眠没有帮助。正确的做法是白天尽可能地保持规律的生活，午觉时间建议不超过 1.5 小时。

5. 助眠药物的成瘾性问题

很多人担心长期服用药物会产生依赖性和成瘾性。其实，现在很多助眠药物并不会成瘾和产生依赖，可以放心地使用。部分会成瘾和产生依赖的药物，只要遵照医嘱使用，不自行服用和加量，按时复诊并根据医生的要求调整，就不会出现成瘾和产生依赖的问题。

6. 助眠药的副作用

镇静催眠药物已经发展到第三代，药物不良反应较少，主要表现为疲乏、昏睡、记忆力下降等。所以老年人服用镇静催眠药睡醒后不要马上起来，在床上休息几分钟，完全清醒后再下床，这样可以有效减少跌倒等事故的发生。

老年精神病性障碍

关键词：幻听；妄想；行为紊乱

精神病性障碍是一类以思维方式、思维内容、情绪、行为等多方面紊乱的疾病，在各个年龄段都有发生，老年人也不例外。

一、什么是精神病性障碍

1. 定义

精神病性障碍患者的心理活动常常脱离现实，表现为幻觉、妄想、过分偏执等。病程长短不一，部分患者会出现持久的功能损害。

2. 怎么判断

（1）出现幻觉，如听到有人批评我、评论我，或者命令我，但看不到说话的人；家里人也可以观察到我常常跟自己说话，或对着窗外、屋外说话，又找不到和我对话的对象。

（2）多次出现有人要害我的想法，可以有具体的对象，也可以很模糊；可以有一些事件或诱因，也可能完全找不到出现这些想法的原因。

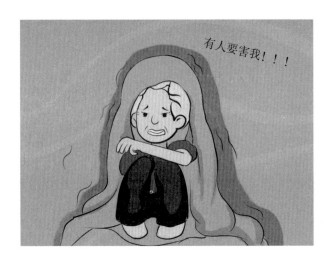

（3）多次出现有人要偷我的财物的想法。

（4）觉得自己被声波、超声等控制了，或周围被人装了某种设备监控自己。

（5）觉得电视、网络或者周围原本和自己无关的人或事，突然都和自己有关系了。如电视在演自己的故事，或者电视里的人在跟自己对话。

（6）坚定地怀疑自己的配偶出轨，这一点在老年精神病性障碍中十分常见。

（7）因为说话逻辑混乱，导致很难和其他人沟通。

（8）对于社交、娱乐等活动失去兴趣。

（9）出现怪异行为或外表，如冬穿夏衣等。

如果出现以上一个或多个症状时，应该考虑可能患上了老年精神病性障碍。

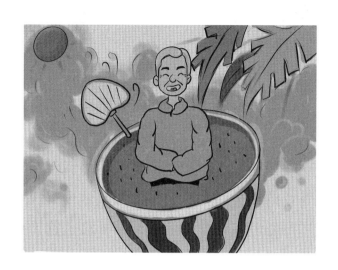

3. 危害

精神病性障碍会让患者降低，甚至丧失社会功能，无法打理自己的生活，连最基本的刷牙、洗澡也不能正常进行；精神病性障碍会导致患者无法与人正常交流，偶尔有过激的情绪或行为，情绪不稳定；精神病性障碍会在很大程度上影响个人和家庭生活。

二、精神病性障碍如何预防和治疗

1. 如何预防

精神病性障碍的病因至今仍不太清楚，有些患者在发病前发生了一些重大的生活事件，如亲人过世、财物损失等，或者长期慢性的刺激，可能是发病的诱因，但不是发病的全部原因。还有很多患者，在发病前没有任何重大事件。

精神病性障碍没有绝对有效的预防措施。当然，保持情绪稳定、良好，保持规律的作息和较好的人际交往，都可能减少发病。子女也要多关爱家中的老年人，多交往、多沟通，及时帮助老年人处理情绪垃圾，这些都可能减少发病。

2. 如何治疗

一旦发现有精神病性障碍，一定要尽早就医。精神病性障碍需要接受专业的精神科治疗，不要错误地理解成是一般心理问题，仅仅进行心理咨询，而不进行精神科药物治疗，这样会延误最佳的治疗时间。

皮肤系统常见疾病

老年人健康科普手册

湿疹

关键词：瘙痒；红色皮疹；过敏

一、什么是湿疹

1.定义

湿疹是由多种内、外因素引起的皮肤炎症反应，病因复杂，很难断根，容易反复。一般认为与变态反应有关，包括急性湿疹、亚急性湿疹、慢性湿疹。临床表现主要为瘙痒，病情进展过程中，急性期以丘疱疹为主，有渗出倾向；慢性期常以苔藓样变为主，易反复。其主要危害是影响个人生活质量，当瘙痒严重时会分散注意力、影响睡眠，外露部位病灶影响美观，对社交产生不便。

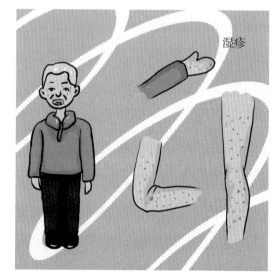

湿疹

2.表现

（1）急性湿疹：多数粟粒大小红色丘疹、丘疱疹或水疱，伴有明显点状或小片状糜烂、渗液、结痂。皮损处界限不清，合并感染时可出现脓疱、脓性渗出等。

（2）亚急性湿疹：常因急性湿疹炎症减轻或急性期损害处理不当迁延而来，皮损以红色丘疹、鳞屑或结痂为主，兼有少数丘疱疹或水疱及糜烂、渗液。

（3）慢性湿疹：多由急性、亚急性湿疹反复不愈转化而来，皮损为暗红或棕红色斑或斑丘疹，常融合增厚呈苔藓样变，表面有鳞屑、抓痕或血痂，周围散在少数丘疹、斑丘疹等。自觉瘙痒症状明显。皮损在一定诱因下可急性发作。

3. 诊断

（1）临床表现皮疹多形，常对称分布，一般界限不清。

（2）急性期有渗出倾向，有时呈不同程度浸润。

（3）瘙痒。

（4）常反复发作。

有以上情况建议及时就医，根据医生建议进行相应检查。

二、得了湿疹怎么办

1. 如何预防

（1）保持身心愉悦，凡事宽心。

（2）秋冬季气候干燥，在使用空调、暖气片等设备时建议使用加湿器，增加空气湿度。

（3）不宜过度清洁，清洗局部的水温不宜过高，避免使用刺激性或碱性洗浴用品。

（4）常规使用保湿产品，建议每天至少2次，一定程度上可减少湿疹复发。

（5）注意饮食清淡，避免饮酒，少吃辛辣多油的食品，避免吃生冷的食物，这些食物可能会加剧皮肤的不适症状，造成皮肤瘙痒。

（6）食物不耐受的患者应避免致敏食物的摄入。

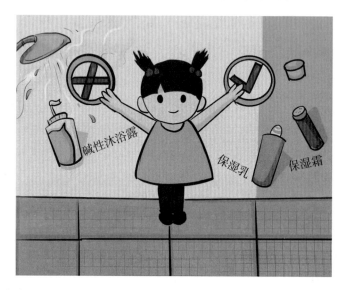

2. 健康指导

（1）外用药物：糖皮质激素制剂，如醋酸地塞米松乳膏、地奈德乳膏、糠酸莫米松乳膏、曲安奈德益康唑乳膏、丁酸氢化可的松乳膏、卤米松乳膏等；钙调神经磷酸酶抑制药，如他克莫司软膏、吡美莫司软膏等；非甾体抗炎药，如乙氧苯柳胺软膏、氟芬那酸丁酯乳膏；中医中药，如复方樟脑乳膏、丹皮酚软膏。

（2）口服药物：常选用抗组胺药，根据皮疹严重程度不同，可酌情静脉注射葡萄糖酸钙、硫代硫酸钠等。

（3）特别注意：忌"抓"，越痒越抓，越抓越严重，越严重越烦躁，形成恶性循环，不如忍一时。另外，忌洗澡的时候水温过高，"烫水"洗澡只是一时舒服，反而会加重病情；慢性病治疗不要着急，注意慢慢养病，多学习皮肤保养方法，加强皮肤保湿。

脂溢性角化病

关键词：老年斑；黑色斑块；良性肿瘤

一、什么是脂溢性角化病

1.定义

生活中常常可以在老年人脸上见到深颜色的斑块，老百姓常将其称为老年斑。老年斑其实就是医学上说的脂溢性角化病，是一种最为常见的表皮良性肿瘤，常见于 40 岁以上的成年人，年龄越大发病的可能性就越大。一般见于面部、头皮、颈部、胸前、手背等曝光部位，但全身其他部位也可出现。

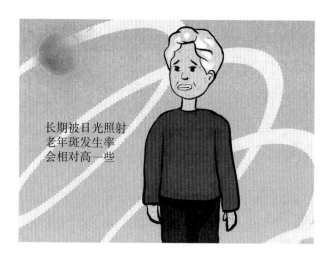

长期被日光照射
老年斑发生率
会相对高一些

2. 危害

通常来讲，脂溢性角化病并不会影响我们的健康，只是对美观有一定影响。但如果在老年斑上出现瘙痒、皮肤破损、溃疡、糜烂、渗液、迅速增大等情况，还是建议及时到医院就诊，可以通过无创检查（皮肤镜），或者有创检查（皮肤活检），以判断是不是出现了癌变或具有癌变可能。

3. 原因

老年斑和遗传、自然老化及日光照射有关，长期被日光照射的职业人群，如户外装修工人、农业生产人员等，老年斑的发生率会相对高一些。随着年龄的增长，皮肤出现自然老化损伤，表现为色素异常、皱纹出现，以及老年斑的发生，这跟皮肤功能的逐渐衰退、启动程序性衰老等因素有关。此外，老年斑的发生还与遗传因素有关，因此有些人在 30 岁以前即可出现老年斑。另外，老年斑还与慢性炎症有关，因此要避免搔抓刺激等。

二、得了脂溢性角化病怎么办

健康指导

（1）尽量减少长时间在阳光下的暴晒，平时养成戴遮阳帽、打遮阳伞等习惯，还可以涂抹一些防晒产品。

（2）对于已经出现的老年斑，应避免搔抓，可至正规医院行激光或切削等手术治疗，通常可获得满意的疗效。

（3）如皮损瘙痒或发生炎症，可通过手术切除；如诊断存疑，治疗前应首先行皮肤活检以明确诊断。

老年瘙痒症

关键词：瘙痒；皮肤干燥；抓痕

一、什么是老年瘙痒症

1.定义

老年瘙痒症是临床上老年人常见的瘙痒性皮肤病之一，分全身性和局限性两种。该皮肤病与季节、气候、冷热变化和机体代谢的变化有着密切关系。发病的主要原因是人至老年期，皮肤萎缩退化，皮脂腺和汗腺分泌减少。另外本病与神经精神因素及人体某些内脏疾病有关，如糖尿病、神经衰弱、甲状腺功能亢进症、白血病、恶性肿瘤、尿毒症及肝胆疾患等。

2. 表现

没有皮疹的情况下自觉全身瘙痒，尤其在夜间入睡时愈发严重，以大腿前侧内侧、小腿等部位瘙痒剧烈，越抓越痒。一般为阵发性，严重者为持续性瘙痒、阵发性加剧，有时难以忍耐、影响睡眠。本病起初并无皮肤损害，但由于经常搔抓，患处可出现条状抓痕、血痂、色素沉着或减退，日久可出现苔藓样变或湿疹样变，有时可继发感染。

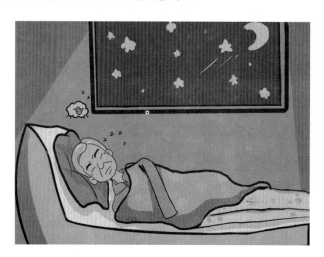

二、得了老年瘙痒症怎么办

1. 如何预防

减少洗澡频次，避免水温过高，减少沐浴露、肥皂、香皂等使用的次数；加强保湿，常规使用无刺激性的保湿霜改善皮肤干燥状态。如果瘙痒严重，需要及时全身体检以排查可能存在的内脏损害。

2. 如何治疗

（1）药物治疗：全身治疗可依病情选用抗组胺剂、必要时可使用镇静剂，如氯苯那敏、赛庚啶、地西泮等。瘙痒较重者，可选用葡萄糖酸钙针剂、硫代硫酸钠针剂止痒；顽固性瘙痒患者，甚至可使用麻醉药如盐酸普鲁卡因针剂进行封闭治疗；有明显精神因素参与的瘙痒，可选用三环抗抑郁药，如多塞平。局部治疗主要使用各种糖皮质激素的乳剂/凝胶制剂，对于皮肤干燥者，配合保湿产品长期使用。

（2）其他治疗：中医调养方法对本病有较好效果，包括起居调养、药物调养、饮食调养等。

3. 健康指导

（1）首先要注意加强皮肤的护理，避免过于频繁的洗澡，宜用清水或弱酸性的沐浴露，每次洗澡时间控制在 10 分钟左右，不要烫洗患处。

（2）洗澡之后可以局部涂抹润肤乳/霜，使皮肤保持一定的湿度和滋润度，避免皮肤过于干燥。

（3）合理饮食，

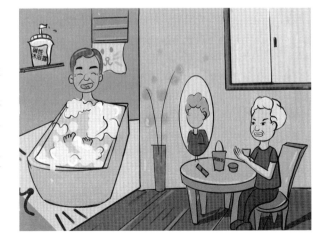

调配适当，以清淡、营养均衡为原则，不喝酒，少饮或不饮浓茶和浓咖啡。

（4）症状顽固者，可以考虑中西医结合进行调理。

（5）注意生活规律，早睡早起，保证充足的睡眠，不要过度劳累。

（6）避免抓挠加重损伤，若出现瘙痒症状，可以口服或局部涂抹止痒药物。

老年人健康锻炼

老年人健康科普手册

老年人生理特点

关键词：生理；器官；衰老；参数变化；体能下降

一、老年人的生理特点是什么

随着年龄的增长，老年以后，身体会发生很多变化。从外表上看，脊柱弯曲，身长缩短，皮肤弹性减退，色素斑纹增多，须发变白，牙齿松动脱落。从功能方面看，听力下降，视力减退，肺活量减少，性功能减弱，脑功能退化，运动和反应能力下降，思维和记忆力减退，有的甚至出现老年期痴呆。各器官系统与衰老过程有关的参数见表11-1。表中所列的数字，显示人体的各个系统器官都在随着年龄的增长而衰老。了解这一点，能更好地理解运动抗衰老的作用，明白健康锻炼的必要性。

随着生理的衰老，人的心理也会逐渐衰老，主要表现为记忆力减退，行动缓慢，思维僵硬，说话重复，不太愿意学习新知识，心理活动倾向于回忆过去，性格退化为多疑、嫉妒，易以自我为中心，听不进不同意见，遇有亲朋好友逝世，还会加重孤独和空虚感。

表11–1　不同器官伴随衰老过程的某些参数变化情况

参 数 变 化 情 况

身高、体重

　　身高：40 岁左右身高开始下降，60 岁时身高下降 4～6 cm；60～80 岁，身高每 10 年下降 2 cm。

　　体重：25～50 岁体重处于上升阶段，其后逐步下降，伴有体脂增加。

　　体脂平均值：老年男性平均值 26%（男青年为 15%）；老年女性平均值 38%（女青年为 25%）。

　　瘦体重：瘦体重 = 体重 − 脂肪重量。老年男性瘦体重：47～53 kg（青年男性：56～59 kg）；老年女性瘦体重：31～41 kg（青年女性：38～42 kg）。

神经系统

　　正常衰老过程中，脑重量可渐减少 10%～12%。

　　灰质 / 白质比例：20 岁，1.28 : 1；50 岁，1.13 : 1；100 岁，1.55 : 1。

　　脑血流量减少：每 100 g 脑组织每分钟的血流量 17～18 岁时为 79.3 mL，57～99 岁时为 47.7 mL。

　　神经元纤维混乱与老年斑：50 岁以前不常见，90 岁时则有 90% 可见。

　　脊髓运动神经元减少 37%，神经冲动传导的速度减慢 10%。

心脏

　　左心室：80 岁高达 25% 的人比 30 岁的人厚些。

　　心排血量：21～80 岁，减低 40%，或每年降低略少于 1%。

　　最高心率：年轻成人，195 次 /min；65 岁左右，170 次 /min。

　　血压：20～24 岁平均值，女性 116/70 mmHg，男性 122/76 mmHg；60～64 岁平均值，女性 142/85 mmHg，男性 140/85 mmHg。

　　动静脉氧差：140～150 mL/L。

肺脏

　　余气量：21～90 岁，增加 100%。

　　肺活量：每年减少 17～22 mL。

　　1 分钟用力呼气量：逐年下降，幅度为男性 32 mL/ 年，女性 25 mL/ 年

　　最大通气量：20～80 岁，减少 40%。

　　应激时最大吸气量：80 岁时减少 50%。

续表

参 数 变 化 情 况		
最大摄氧量从 20 岁开始，以每年 0.4～0.5 mL/（kg·min）速率递减。		

肾脏

重量：60 岁，250 g；70 岁，230 g；80 岁，190 g。

每个肾脏肾小球数：出生至 40 岁，500000～1000000；70 岁时，减少 1/3～1/2。

肾血流量：从 40 岁开始肾血流量进行性下降，大约每 10 年下降 10%，11～20 岁，670 mL/min；71～80 岁，350 mL/min；90 岁，仅为年轻人的 50%。

肾小球滤过率：20～90 岁，减少 46%。

小便最高比重：年轻人，1.032；80 岁，1.024。

卵巢

重量：有生殖能力的年龄组，10 g；老年人，4 g。

卵子：出生时，约 500000；50 岁时，＜10000。

尿雌激素分泌量：

	雌二醇	雌酮	雌三醇
20～29 岁	9.6±1.6	6.1±1.2	16.6±2.8
50～59 岁	3.7±0.8	2.2±0.5	4.9±1.1
80 岁以上	1.9±0.3	1.6±0.3	3.3±0.5

肌肉

横纹肌细胞数：80 岁时减少 50%。

骨骼肌重量：21～30 岁，占体重 45%；70 岁以上，占 27%。

最大力量下降 18%～20%。

骨骼

骨骼损失率：10 岁，男性 3%；女性 8%。

平均身长减低：65～74 岁，3.8 cm；85～94 岁，7.6 cm。

　　人类年龄增长变老（衰老）是一个复杂的生理过程，是多种因素相互作用的结果。身体活动过少，产生失用性改变，环

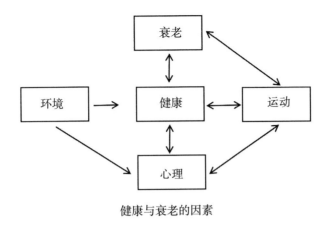

健康与衰老的因素

境条件和心理因素的不良影响，均可加速衰老过程，随着衰老学说的不断更新，人们逐渐认识到运动在抗衰老的过程中起着极重要的作用。

二、老年人体能下降的主要标志是什么

老年人体能下降，适应能力降低。人的运动能力在 30 岁左右为其巅峰，随后每年递减 1%。有研究显示，若以 20 岁为基础，65 岁时仅为它的 1/2。最大氧耗量以 18 ~ 20 岁达到顶峰，以后每年递减 1.1%。超过 65 周岁的老年人患病的可能性比年轻时大 10 倍以上。60 岁以上的人，即使每天坚持锻炼，也不能阻止体能的下降。如果以最大氧耗量来评估老年人的体能的话，最好达到"可能独立运动最低水准"值的 2 倍，约为 25 mL/（kg·min）。

老年人随年龄的增长，消除疲劳的时间延长，其主要原因

是身体内多种酶的活性降低。缺乏运动是体能下降和种种功能降低的重要因素，客观地掌握日常生活规律，适当的健康锻炼是极为重要的。

老年人健康锻炼

关键词：健康锻炼；原则；锻炼方法；不宜活动

一、老年人健康锻炼的原则是什么

1. 树立意识，科学锻炼

老年人体育锻炼的意识是指老年人对体育锻炼的目的、锻炼的方法、手段及效果的一种思维定式。老年人体育锻炼的主要目的是延年益寿、疾病预防和功能康复等。老年人要明确意识，根据个人的身心情况、锻炼目的、运动技能掌握等情况科学、合理地制订切合实际的锻炼计划。运动损伤风险发生率调查中，老年人群所占比例最高，原因是他们参与的形式大多是缺乏科学指导的锻炼。既缺少对体育锻炼的计划，也没有按照正确合理的运动处方进行科学的锻炼等。科学的体育锻炼能帮助消除体育锻炼中产生的不良伤害，更有助于锻炼目的的达成。

2. 因人而异，全面锻炼

老年人需根据自身的年龄、性别、体力现状、健康状况以及是否存在特殊疾病史、运动史等来确定最适宜的锻炼项目、地点、负荷、频率等，合理制订锻炼计划。身体锻炼不是局部锻炼，身体锻炼是一个系统工程，要全面锻炼和发展身体的每一个部位，使身体的各个系统和器官都通过锻炼有所改善。锻炼时，一是选择能够全身运动的项目，如游泳、太极拳等项目；二是锻炼手段的多样性，照顾各个部位、器官、系统的全面协调发展，如散步或慢跑、广场舞、全民健身路径、健身操、健身舞、球类运动等项目的综合锻炼。

3. 循序渐进（退），持之以恒

老年人参与身体锻炼，在锻炼内容、方法和运动负荷安排上，一定要遵循循序渐进（退）的原则。锻炼时按照准备阶段—锻炼阶段—放松阶段的顺序进行锻炼。根据个人的实际情况，循序渐进（退）地按照个人可承受的运动负荷进行锻炼。当身体出现异样情况时，按照循序渐退的方式进行体育锻炼。尤其是年事已高的锻炼人群，应考虑随着年龄的不断增长，运动负荷逐渐降低的规律，按规律进行锻炼。要有规律性地进行身体锻炼。按照超量恢复原理，只有按照每周3次及以上的次数持续锻炼，能力才会积累，才能获得锻炼效益。持续有效地刺激，才能使机体不断反应，满足老年人防止衰老、延年益寿等需求。

4. 适量负荷，平衡选择

哲学中常用一个"度"字来表示做事标准，老年人体育锻

炼也要保持平衡。体育锻炼具有对身心良好的作用，只有当运动负荷控制在适宜区域时才能获得理想的锻炼效果。当运动负荷过小时，引起的刺激不能使机体产生反应，就达不到锻炼的效果。当运动负荷过大时，使机体出现超负荷运作，就会出现运动伤害。锻炼者应根据自身的状况，寻求一个相对适宜的负荷区间，但是这个区间也是在一定时期适用，是可调整的。因此，身体锻炼的负荷具有个别性、时间性和可调性。运动前后的平衡问题也是注意事项，如营养与运动平衡、体力平衡、动静平衡等。运动前后的饮食，是储备运动能量的关键。锻炼后注意休息、放松等，保持自身身体平衡。

5. 因地锻炼，因时锻炼

理想的锻炼场所是空气清新，阳光充足，设施齐全，服务周到的健身活动中心站、健身广场、体育公园等。尽量避免在空气污秽、环境嘈杂等不利于身体健康的场所进行锻炼。要根据场地选择适宜的项目进行锻炼，也可以根据需要和实际能力，建立属于自己的健身场地。锻炼要注意因时制宜，不同的季节、气候、时间段，对于锻炼项目、手段、方式、负荷量都要有所区别。热身活动的强度和方式也有所不同，因此，锻炼时要综合考虑上面的两个因素。老年体育锻炼原则是一个整体，各个原则是相互联系的，只有把各个部分都充分根据实际情况合理选择，才能获得预想的效果。

二、老年人健康锻炼的方法有哪些

老年人可以参加的运动形式是多种多样的，如散步或慢跑、广场舞、全民健身路径、健身操、健身舞、太极拳、游泳、门球、气排球，甚至乒乓球、羽毛球等球类运动，均可作为老年人的运动方式。散步或慢跑由于不受场地和器材的要求，简单易行而受欢迎；全民健身路径因其设备实用、操作简单、方便而受欢迎；广场舞可以增大老年人的肺活量，促进身体机能，加速血液流通，保持呼吸自然平稳，改善心肺功能；太极拳是一项柔性运动，老少皆宜，活动量较少，可以使老年人身体肌肉充分放松，同时释放压力、缓解情绪，使身体获得最佳状态；游泳同样可以增加肺活量，在游泳的过程中，通过不断调整自己的呼吸，使自己的肺活量明显增加，心肺功能也能够得到很好的锻炼，提高体能，精神状态得到改善；门球是高尔夫球和台球的结合体，规则简单，技术要求低，运动量不大，老人借此可充分享受日光浴和空气浴，加速新陈代谢，消除孤独感，心情舒畅；乒乓球、羽毛球和健身舞运动可以增强身体协调性，提高反应速度，同时增强身体灵敏性、平衡性。老年人随着年龄的增长，身体素质等各方面机能逐渐下降，所以科学合理的体育锻炼项目不仅可以提高老年人身体素质，而且可以促进身心健康，同时也会延缓衰老，预防慢性病。

下面以适合老年人的全民健身路径与锻炼方法举例：

（1）太空漫步机的使用方法及功用：老年人在进行太空漫

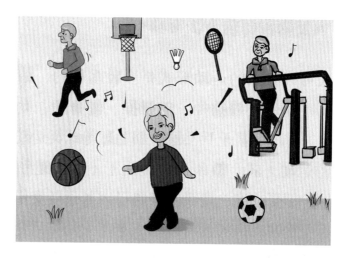

步机练习时，应保持身体自然挺直，双手紧握把手以保持平衡。"太空漫步"时，摆腿的幅度最好为 45° 左右，运动速度为中等，每分钟完成 50～60 次往返动作，每天锻炼 2～3 组，每组 2 分钟。

时间最好选在下午 3:00～4:00，这段时间内机体的状态最佳，灵敏度较高，体内有益健康的激素分泌较多，如肾上腺素，而且锻炼后精神振奋，促进胃肠功能，有利于晚餐的消化和吸收。

（2）扭腰盘的使用方法及功用：老年人在进行练习时双脚站于底盘上或者坐在座椅上，身体直立，抬头挺胸，目视前方，双手抓握训练器把手或两侧的侧把手，上体保持不动，向左右方向反复做转体练习，使躯干两侧肌群充分拉伸。运动速度为中等，每天进行 2～3 组练习，每组进行 3 分钟左右。

扭腰盘主要是锻炼腰部、腹部的肌肉力量，尤其是腰肌的力量；提高颈椎、胸椎、腰椎关节的灵活性，改善腰、背部血液循环，缓解腰背肌肉的紧张状态，防止腰肌劳损。

（3）太极推手器的使用方法及功用：老年人在进行锻炼时面对器械，双脚同肩宽，双膝略弯曲，成马步。双手张开，放于两圆盘一侧面的边缘，做太极推手动作，并推动转盘转动。练习速度中等，一次锻炼时间一般掌握在 3～5 分钟，做 2～4 次。

太极推手器练习的基本功能，是通过肩、肘、髋、膝等关节的活动和按摩手掌，以达到贯通血脉、活动筋骨、增强相关肌群功能的目的。转盘上按摩点的作用是在推手过程中对手掌心进行按摩。根据中医学理论，手掌中存在着许多穴位，并通过经络与人体的内脏功能建立起密切的联系，因此对手掌进行适当的按摩，就可以通过经络，改善人体内脏的功能，从而促进身体健康。

（4）上肢牵引器的使用方法及功用：老年人在进行锻炼时双手握住手柄，左右手交替牵拉绳索，通过手臂的上下交叉运动，使肩关节及相关部位的肌肉得到锻炼。锻炼的动作既可以是上举，也可以是外展，每天进行 4 次练习，一般每次可锻炼 3～5 分钟。

上肢牵引器的锻炼对于改善肩关节的活动功能、增强肩带肌肉力量、改善局部血液循环、预防肩周炎有较好的锻炼效果。

（5）慢跑机的使用方法及功用：老年人在锻炼时握住扶手，站在跑台上，身体稍前倾，匀速地慢跑或走。练习时须注意迈脚时要提膝，并以前脚掌落在第一滚轴上，向后方踩动。

老年人应当注意练习速度要由慢而快。每次练习时间一般掌握在30分钟左右，每天进行2组练习，运动强度为中等。

在慢跑机上进行慢跑时对于保持中老年人良好的心脏功能，防止肺组织弹性衰退，预防肌肉萎缩，防治冠心病、高血压、动脉硬化等，具有积极的作用。

（6）腰背按摩器的使用方法及功用：老年人在进行锻炼时，应背向练习器站立，手扶把手，背部紧贴按摩器滚筒，做左右缓慢移动，按摩腰背部肌肉；或背向练习器坐在座板上，背部紧贴按摩器滚筒，上下起蹲以按摩腰背及肩部肌肉。老年人练习时手要抓紧把手，按摩的速度要慢，每组练习的时间一般为3~5分钟，练习2组一般就可达到放松，按摩背部、腰部的肌肉，消除腰背、颈肩部肌肉疲劳的目的。

（7）伸腰训练器的使用方法及功用：老年人在进行练习时，两腿伸直站立，手抓住两侧的扶手，然后身体慢慢向后仰，使腰背部靠在伸腰训练器的圆柱形曲面上，充分伸展成桥形，保持5~8秒，然后缓慢回复到起始状态。每天可做5~8次。做该练习时务必双手抓牢扶手，动作幅度要循序渐进。

伸腰训练器主要是改善腰、背部柔韧性。但值得注意的是，有腰部疾病和患有严重骨质疏松症的老年人不要使用伸腰训练器。

三、哪些是老年人不宜参加的活动

1. 激烈竞技运动

老年人应在轻松、愉快的状态下进行健身运动，特别注意不要在情绪过分激动的情况下运动。无论从体力、耐力、反应能力或各器官功能方面来说，老年人都不宜参加激烈的运动或比赛，比如篮球、足球等竞技体育。因为激烈的运动或比赛会引起情绪的激动，容易使老年人在运动健身中发生意外。所以老年人健身要量力而行，在轻松愉悦的状态下运动。

2. 高强度运动

老年人的肌肉体积随年龄增长而日渐萎缩，力量素质相应的下降，加之神经系统功能逐渐下降，心肺功能下降，这样的生理变化决定了老年人不宜参加大强度的力量性运动和长时间的耐力性运动。大力量运动时老年人肌肉、韧带、关节发生运动损伤的概率大大增加。长时间的耐力性运动会损害老年人的

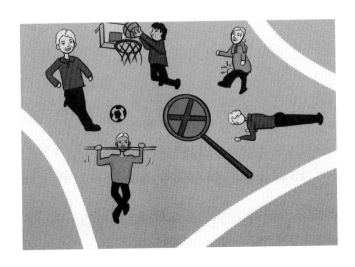

心肺功能，强度过大甚至有可能引发心血管疾病。因此，老年人应注意不要进行大强度长时间的运动，如马拉松等。

3.高爆发力运动

老年人由于生理功能下降，机体对运动负荷的适应能力不如年轻时那么强，所以在运动健身的过程中，不应该急于求成，运动量和运动强度的增长不宜太快。老年人应该遵守"循序渐进（退）、持之以恒"的原则，否则很可能因运动量或运动强度过大造成意外损伤，如做俯卧撑、快速短跑等。

4.体位变换较多的运动

老年人协调性差，平衡能力弱，腿力发软，步履缓慢，肢体移动迟钝，不宜频繁改变头的位置。弯腰低头的动作会引起头昏眼花、摔倒等意外。如溜冰、荡秋千及各种旋转动作应忌讳，否则易发生危险。

5.屏气发力动作

老年人不宜做引体向上、俯卧撑、举杠铃等屏气发力动作的运动，倒立运动也要尽可能避免。屏气发力是许多人的一种发力习惯，在需要发出较大的力量时，常常屏住呼吸后再发力。但是老年人进行屏气发力，会造成胸腔内压力骤然升高，使血液回心不畅，心排血量相应减少，容易引发脑缺血性头晕甚至休克。所以老年人在进行运动健身时应该避免屏气发力的动作，对有心血管健康问题的老年人，更应该特别注意。

老年人用药注意事项

老年人健康科普手册

一、老年人用药易发生不良反应的原因

随着年龄的增长，患病的可能性越来越大，同时患多种疾病的可能性也越来越大。患病了就要吃药，如何安全和有效地使用药物治疗疾病，是广大老年人面临的重要课题。由于种种原因，与年轻人相比，老年人用药时更容易发生不良反应，究其原因主要有以下几点：

（1）老年人易罹患一些慢性疾病，且常常是多种疾病同时存在，多病共存必然会多药合用，从而增加药物相互作用的机会和发生不良反应的风险。

（2）老年人组织器官老化、功能衰退，对药物的吸收、分布、代谢及排泄与青壮年相比有很大差异，比如肝、肾功能减退等，均可导致药物不良反应的发生。

（3）老年人用药依从性差，不能严格遵从医嘱，擅自用药、停药，或自行增加用药种类和剂量，以及经常自行滥用一些药物、偏方或保健品，也会增加药物不良反应发生的机会。

二、老年人用药有哪些注意事项

合理用药应引起老年患者和老年病科医生的重视，尽量做到能够发挥药物的最大疗效，并避免或减少其不良反应。老年人合理用药应注意以下事项：

（1）作为老年病科医生，要熟练掌握老年常见疾病的基本知识，做到及时确诊和正确选药，要严格掌握用药指征。

（2）要熟悉掌握老年病常用药的药效、药代动力学及副作用等临床药理学知识，积极发挥临床药师的作用。有条件时，可请临床药师参加查房、会诊，协助制订药物治疗方案，使用药更加合理。

（3）在多病共存的情况下，要分清主次，减少不必要的多药合用。用药过程中注意遵守以下原则：

·五种药物原则：联合用药品种越多，药物不良反应发生的可能性越大，治疗时分轻重缓急，抓主要矛盾，选主要药物治疗，用药品种要少，最好不要超过5种。如果病情危重需要使用多种药物，在病情稳定后仍应遵守五种药物原则。

·小剂量原则：老年人用药应根据年龄、身体代谢状况减小剂量，遵循小剂量原则，从小剂量开始，逐渐达到适宜于个体的最佳剂量（疗效满意而无药物不良反应）。

·择时原则：选择最合适的时间服药，最大限度地发挥药物作用，尽可能降低毒副作用。

·暂停用药原则：用药过程中要严密观察药物不良反应，一旦出现了任何新的症状或表现，除了考虑病情进展外，也要警惕是否为药物不良反应，应对二者进行鉴别，以便及时停用相关药物。暂停用药是老年病学中最简单有效地干预措施。

（4）要提高患者服药的依从性：

·简化用药方案，减少不必要用药，尽量采用缓释片或长效药物，尽量减少每天服药次数。

·帮助患者建立用药卡片，标明药物的服用时间和剂量，以免患者漏服、多服或误服。

·劝导患者勿随意自行加服药物、偏方或保健品。

关键词索引（按首字笔画为序）
Keyword Index

二画

入睡时间长　178

三画

大便性状改变　36

上腹不适　32＼45

上腹痛　32＼45

口角㖞斜　68

口腔异味　156

马尾综合征　141

四画

不宜活动　202

牙齿松动　156

牙齿脱落　156

牙缝增大　156

牙龈出血　156

中心暗点　160

气促　2

气短　6

手脚麻木　76

反流　41

反酸　41

乏力　25

月经异常　115

水肿　25＼110

幻听　183

五画

功能障碍　122

电子血压计　14

生理　198

失神　64

失眠　178

白带异常　115

头晕　14

头痛　14

记忆障碍　52

皮肤干燥　193

皮肤瘙痒　76

发热　2

六画

动作缓慢　59

老年斑　191

过敏　188

早醒　178

自伤自杀　168

血尿　110

行为紊乱　183

肌肉僵硬　59

多饮　76

多尿　76

多食　76

妄想　183

关节疼痛　122

兴趣减退　168

阴道出血　115

红色皮疹　188

七画

走路不稳　68

抓痕　193

呕血　32＼45

体重指数　90

体重减轻　32

体能下降　198

低盐　14

坐骨神经痛　141

间歇性无痛性全程肉眼血尿　106

良性肿瘤　196

尿不尽感　96

尿急　106

尿液不自主流　101

尿痛　106

尿频　96＼106

八画

抽搐　64

肾功能异常　110

易惊醒　178

呼吸困难　6＼20＼25

贫血　36

肢体无力　68

肢体抖动　59

肢体麻木　68

股骨近端　129

肥胖　90

视力下降　160＼163

视物变形　160

视物模糊　76＼163

参数变化　198

九画

胃灼热　41

咯血　9

咳痰　2＼6

咳嗽　2＼6＼9

骨折　86

骨质疏松　129

骨质增生　122

骨密度　86

骨痛　86

骨强度　86

食欲减退　32

姿势异常　59

神志不清　64

退行性病变　136

十画

恶性肿瘤　115

桡骨　129

原则　202

眩光　163

健康锻炼　202

胸骨后烧灼感　41

胸闷　20

胸痛　9＼20＼41

衰老　198

高血压　110

疼痛　129

疲劳　14＼178

烧心　41

脊柱　129

脊髓压迫　136

酒量变小　173

酒精渴求　173

消瘦　9＼76

十一画

酗酒　173

排尿困难　96

排便习惯改变（腹泻、便秘）　36

躯体精神症状　173

情绪行为改变　52

情绪低落　168

蛋白尿　110

颈肩部疼痛　136

十二画

超重　90

硝酸甘油　20

喝酒误事　173

黑色斑块　191

黑便　32＼45

智力减退　52

十三画

睡眠呼吸暂停综合征　178

嗝气　45

腰痛　86＼141＼147

腹胀　25＼45

腹痛　36

意识障碍　68

十四画及以上

锻炼方法　202

瘙痒　188 \ 193

漏尿　101

慢性咳嗽　41

醉酒　173

器官　198

镜下血尿　106

图书在版编目（ＣＩＰ）数据

老年人健康科普手册 / 胡建中，黄伟红主编. —长沙：湖南科学技术出版社，2021.10（2023.10重印）

ISBN 978-7-5710-1278-6

Ⅰ. ①老… Ⅱ. ①胡… ②黄… Ⅲ. ①老年人－保健－手册 Ⅳ. ①R161.7-62

中国版本图书馆 CIP 数据核字(2021)第 210104 号

老年人健康科普手册

LAONIANREN JIANKANG KEPU SHOUCE

主　　编：胡建中　黄伟红

出 版 人：潘晓山

责任编辑：邹海心

出版发行：湖南科学技术出版社

社　　址：长沙市芙蓉中路一段 416 号泊富国际金融中心

网　　址：http://www.hnstp.com

湖南科学技术出版社天猫旗舰店网址：

　　　　　http://hnkjcbs.tmall.com

邮购联系：0731-84375808

印　　刷：湖南省汇昌印务有限公司

　　　　　（印装质量问题请直接与本厂联系）

厂　　址：长沙市望城区丁字湾街道兴城社区

邮　　编：410299

版　　次：2021 年 10 月第 1 版

印　　次：2023 年 10 月第 5 次印刷

开　　本：710mm×1000mm　1/16

印　　张：14.75

字　　数：143 千字

书　　号：ISBN 978-7-5710-1278-6

定　　价：38.00 元

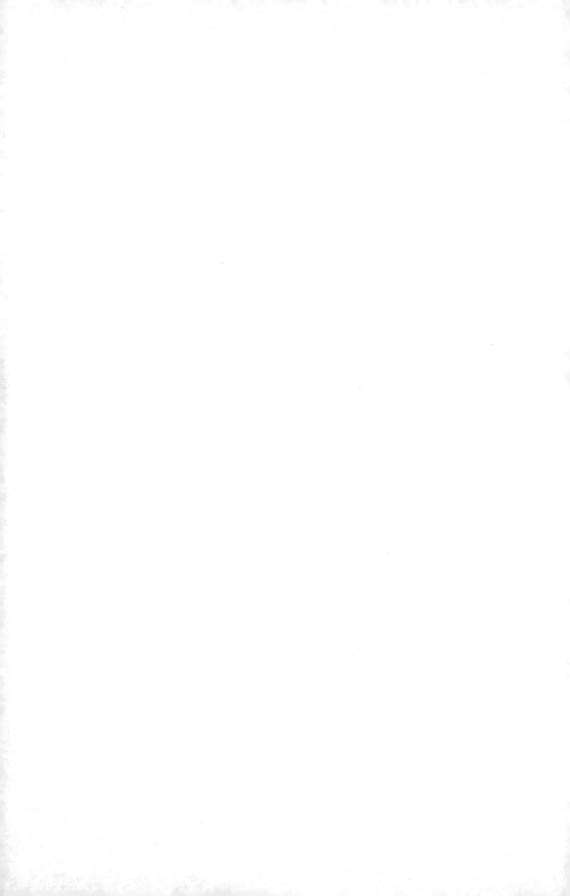